癌症疼痛
全程管理与临床实践

余慧青 张均辉 主编

清华大学出版社
北京

本书封面贴有清华大学出版社防伪标签，无标签者不得销售。
版权所有，侵权必究。举报：010-62782989，beiqinquan@tup.tsinghua.edu.cn。

图书在版编目（CIP）数据

癌症疼痛全程管理与临床实践 / 余慧青，张均辉主编. -- 北京：清华大学出版社，2025.4.
（2025.11重印）. --ISBN 978-7-302-69084-9

Ⅰ. R730.5

中国国家版本馆 CIP 数据核字第 2025PE1620 号

责任编辑：辛瑞瑞　孙　宇
封面设计：钟　达
责任校对：李建庄
责任印制：刘　菲

出版发行：清华大学出版社
　　　网　　址：https://www.tup.com.cn，https://www.wqxuetang.com
　　　地　　址：北京清华大学学研大厦 A 座　　邮　　编：100084
　　　社 总 机：010-83470000　　　　　　　　　邮　　购：010-62786544
　　　投稿与读者服务：010-62776969，c-service@tup.tsinghua.edu.cn
　　　质量反馈：010-62772015，zhiliang@tup.tsinghua.edu.cn
印 装 者：涿州市般润文化传播有限公司
经　　销：全国新华书店
开　　本：185mm×260mm　　　　印　　张：8.5　　　字　　数：156 千字
版　　次：2025 年 5 月第 1 版　　　　　　　　　　　印　　次：2025 年 11 月第 2 次印刷
定　　价：88.00 元

产品编号：110855-01

编委会

主　编　余慧青　张均辉

副主编　王思雄　杨列军　刘师宏　杨　鸿　冯长艳

编　委（按姓氏笔画排序）

　　　　　马丽玲　王思雄　孔令霜　冯长艳　刘师宏

　　　　　李艳兰　杨　鸿　杨列军　肖小意　余慧青

　　　　　张　欣　张均辉　陈　兰　陈　鑫　罗昊军

　　　　　金桂花　黄少毅　雷　蕾　魏依琳

序 一

癌症是严重危害人类健康的疾病。癌症疼痛（以下简称癌痛）作为癌症患者最常见的伴随性症状之一，其发生率高达70%左右，已被世界卫生组织定义为人类第五大生命体征。癌痛不仅影响患者的生理功能，还严重影响着患者的心理状态和生活质量，是肿瘤治疗中必须面对的难题。因此，癌痛管理是肿瘤治疗过程中不可忽视的一个环节。

临床上，慢性病全程管理的理念已经深入人心。所谓全程管理是立足于"疾病诊断—治疗—副作用处理—随访—生命终结"这一诊治链条，制定系统长期的规范诊疗方案。癌痛亦需要全程管理。规范化的癌痛全程管理可有效提高癌症患者的生存质量，进一步提升抗肿瘤疗效。然而，尽管癌痛的普遍性和危害性已经被广泛认识，但在实际临床工作中，癌痛全程管理仍然面临着诸多挑战。首先，癌痛的评估和诊断是一个复杂的过程。疼痛是一种主观的体验，每个患者的感受和表达方式都不尽相同。如何准确评估疼痛程度、性质和原因，是临床医生需要面对的首要问题。癌痛的治疗也需要综合考虑疼痛类型、患者整体健康状况、药物副作用等多种因素。此外，癌痛全程管理还要兼顾癌症患者合并的营养、心理、居家照护等问题，需要医生、护士、药剂师、营养师、心理医生等多学科合作，共同为患者提供个性化的癌痛全程管理方案。

面对这一挑战，作为全国难治性疼痛诊疗杰出示范培训基地、国家卫生健康委能力建设中心癌痛全程管理项目核心成员的重庆大学附属肿瘤医院老年肿瘤科余慧青教授带领团队，在长期专注癌痛诊疗的基础上，从临床实际需求出发，编撰了《癌症疼痛全程管理与临床实践》。本书系统地阐述了癌痛全程管理的定义，强调了癌痛全程管理的重要性，总结了癌痛全程管理的技术规范与操作流程，涵盖了癌痛PCA治疗技术、营养支持、居家护理等重要内容，并对癌痛全程管理的经典临床案例进行介绍和分析，使读者对常见恶性肿瘤的规范化癌痛全程管理有更全面、深入的了解。

相信通过阅读和学习本书，临床医生能更加深入地理解癌痛的复杂性及全程管理的必要性，掌握癌痛全程管理关键技术，帮助更多癌痛患者解除疼痛困扰。同时，也希望本书能够引起社会对癌痛问题的关注，推动癌痛全程管理的科学研究和临床实践，为我国癌痛和癌症治疗水平的提升贡献力量！

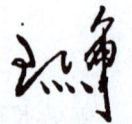

蚌埠医科大学第一附属医院特聘教授、肿瘤研究所名誉主任
国家国家卫生健康委员会合理用药专家委员会抗肿瘤药物专业组副组长
中国临床肿瘤学会肿瘤支持与康复治疗专家委员会主任委员
2024年10月

序 二

最新流行病学资料提示，全球癌症发病率在不断上升，患者的生存时间延长，肿瘤幸存者的数量增加，而癌痛没能获得有效缓解，尤其是针对晚期恶性肿瘤患者而言。虽然以规范化三阶梯止痛为代表的癌痛治疗模式经过了近40年的发展，但并没有改善癌痛的治疗结局，特别是终末期患者，仍有70%以上存在疼痛问题。因此，癌痛治疗面临着严峻的挑战。

近年来，国内疼痛学与临床肿瘤学专家一起为规范化癌痛治疗2016年中国抗癌协会癌症康复与姑息治疗专业委员会（CRPC）成立了难治性癌痛学组。2017年发布了国内外第一部《难治性癌痛专家共识（2017年版）》，提出了难治性癌痛多学科治疗的观念，建立了癌痛介入治疗体系；2019年难治性癌痛学组又发布了《癌性爆发痛专家共识（2019年版）》，在介入治疗体系中，强调患者自控镇痛（PCA）技术，尤其在肿瘤内科推广应用；2023年CRPC发布了《患者自控镇痛治疗癌痛专家共识》，就PCA技术在癌痛治疗中的应用、适应证、药物选择、不良反应管理、患者教育等方面进行总结。本书强调了PCA技术在癌痛全程管理中的重要意义，尤其是在难治性癌痛、癌性爆发痛的管理中，PCA技术可以快速控制疼痛，减轻患者的焦虑，提高镇痛的疗效。

癌痛不仅是身体上的折磨，更是精神上的重负。对于晚期癌症患者而言，有效的疼痛管理是提高生活质量、延长生存时间的关键。如何做好肿瘤患者的癌痛治疗和管理，是临床面临的实际问题。《癌症疼痛全程管理与临床实践》这本书的出版，不仅为临床医生提供了宝贵的指导，也为患者及其家属提供了理解和应对癌痛的窗口。在这本书中，作者深入探讨了癌痛全程管理的意义和必要性，从定义、流程、规范、到技术内涵进行了系统的阐述，同时内容也涉及了相关营养、护理等临床急需的患者管理内容，提供了一个多模式的癌痛治疗策略。癌痛的治疗不应仅限于药物治疗，还应包括癌痛疼痛介入治疗、营养治疗、心理治疗、社会支持等多种方法。药物治疗是癌痛治疗的主要手段，但并非唯一手段。

书中详细介绍了各种药物的选择、剂量、副作用以及如何避免药物依赖等问题。同时，本书强调了全程管理的重要性，需要医生、护士、患者及其家属的共同努力。

作为我国西南地区重要的难治性癌痛规范化诊疗基地，重庆大学附属肿瘤医院老年肿瘤科在医院核心文化指引下，开展"一网一链"医联体建设工作，目前已辐射川渝地区 50 余家联合体医院。近年来，余慧青教授团队专注于恶性肿瘤患者癌痛全程管理，积累了大量的经典临床病例，本书将这些资料和经验总结、分析并编撰成册，具有非常好的推广和借鉴价值。

天津市肿瘤医院疼痛科、营养科主任医师

中国抗癌协会癌症康复与姑息治疗专业委员会副主任委员、

难治性癌痛学组组长

中国医促会肿瘤舒缓治疗学分会副主任委员

2025年1月

序 三

癌痛，不仅仅让癌症患者遭受痛苦，生活质量严重低下，还会让患者肿瘤治疗受到影响。因此，应该将癌痛作为一种疾病，放在和癌症治疗同等重要的地位进行全程管理。然而，不同瘤种癌痛的复杂性，尤其是难治性癌痛的异质性和多机制性，以及其合并症处理的困难性，不同程度地制约着癌痛全程管理。临床实际工作中，要求临床医生不仅需具备扎实的专科知识，更需建立全程化、系统化癌痛管理思维。如何将国际癌痛指南与本土实践经验相结合，如何将癌痛管理技术与人文关怀相融合，如何为患者提供从医院到居家的全程精准照护，是癌痛全程管理的难点和热点。

本书的独特价值在于其以临床需求为导向，在常规癌痛处理的基础上，结合临床实践，构建了癌痛全程管理的实操体系。作者团队基于重庆大学附属肿瘤医院老年肿瘤科的丰富实践，创新性地提出"E-warm肿瘤综合诊疗技术"，将早期姑息治疗理念与多学科协作模式深度融合，实现了从疼痛评估、精准干预到动态随访的全链条管理。书中不仅系统梳理了阿片药物滴定、PCA技术、爆发痛处理等核心操作要点，更结合肺癌、消化道肿瘤等不同瘤种的功能损伤特点，利用不同癌症合并疼痛的病例，剖析了疼痛机制与个体化治疗策略的关联性。尤为可贵的是，作者团队并未止步于技术本身，而是将肿瘤营养、代谢调节、人工智能等跨领域创新纳入癌痛管理框架，体现了"以患者为中心"的整体医学观。

作为国内老年肿瘤团队的领军者，余慧青教授及其团队在癌痛领域的探索具有鲜明的开拓性。从创建"五全诊疗体系"到牵头成立中国肺癌防治联盟重庆分联盟，从推动国家级癌痛诊疗新项目到将"E-warm技术"写入《肺癌姑息治疗中国专家共识》，他们始终站在学科前沿。书中呈现的晚期非小细胞肺癌临床研究数据发表于*Clinical Nutrition*、*Frontiers in Oncology*等期刊。"县域癌痛全程管理能力提升"等国家级项目的实践经验，既是团队十余年深耕的结晶，也为我国癌痛管理从单纯药物治疗走向"全程管理""个体化治疗""跨学科综合协作""精准治疗"等先进治疗理念提供了重要范本。

  我们期待这份凝聚着重庆大学附属肿瘤医院老年肿瘤科一线经验的著作，能成为临床工作者的案头指南，更愿书中关于癌痛治疗"全程管理、综合治疗"的理念能如星火般照亮更多癌痛患者的康复之路。

谢广伦

河南省肿瘤医院疼痛康复与姑息医学科主任
中国抗癌协会癌痛整合治疗专委会主任委员
2025年3月于郑州

前　言

国家癌症中心的统计数据表明，近年来中国恶性肿瘤的发病率逐年升高，每年新发病例中有400万名以上的患者伴有癌症疼痛（以下简称癌痛）。2020年重庆市新发恶性肿瘤患者9万余例，癌痛发病率40%~80%。由此可见，癌痛是癌症患者最常见的症状之一，严重威胁到患者的生命健康和生活质量。免除疼痛是患者的基本权利，与抗癌同等重要，也是医护人员在临床工作中义不容辞的责任。

癌痛诊治事业的开展在我国已逾30年，重庆市开展癌痛规范化治疗也有10余年，解决了众多癌症患者的疼痛问题。重庆市广大基层医院的癌痛，特别是难治性癌痛的发病率较高，在癌痛长期控制、全程管理等方面存在多学科和跨学科理念、技术等问题，患者尤其是居家患者疼痛未得到有效缓解，严重影响患者及其家庭照顾者的生活质量。目前癌痛管理仍有很多不足，管理障碍根本原因有3个方面：①医护人员对癌痛问题重视不够、癌痛的诊疗知识储备不足，存在一些对癌痛诊疗的认识误区；②患者或患者家属对阿片类药物成瘾的顾虑，各种原因不愿意或不方便向医生表达疼痛及癌痛治疗方案依从性不佳等问题；③阿片类药物的管理制度有待完善，医务人员癌痛诊疗知识的教育和培训有待加强。目前，国内外相关部门对癌痛管理已经取得了一定的进展，包括建立专门疼痛管理团队、制定规范化疼痛管理流程、推广多模式镇痛等。尽管取得了这些进展，但癌痛管理仍面临许多挑战，如疼痛评估不准确、镇痛药物使用不规范、患者依从性差、居家镇痛和全程管理水平不高等。

癌痛对患者影响巨大，会加速肿瘤发展。在全球范围内，诸多癌症患者正在饱受疼痛的煎熬，这种慢性或剧烈疼痛得不到缓解，会发展为难治性癌痛，进而演变为一种疾病，是导致患者自杀的重要原因之一，因此癌痛全程管理是非常必要的。

早在2004年，世界卫生组织提出了癌痛全程管理目标：让癌症患者全程充分无痛；生活舒适有质量；离世无痛苦、有尊严。

针对老年肿瘤科癌痛的发病特征，重庆大学附属肿瘤医院制定了相关诊治规范和流程，如不同强阿片类药物转化规范及流程、药物不良反应处理规范及流程、全程管理规范及流程等，并予以实施和推广。为了提高广大相关从业者的理论水平及临床技能，本院团队查阅相关文献后结合科室和本地区的癌痛疾病谱、临床实操2000余例病案经验编写本书。本书主要针对癌痛患者的全程管理予以经典病例演示，内容主要有相关理论知识和实操病例等，涵盖了医疗、营养、护理、全程管理等多个方面，普适性广，易于学习和掌握，适合肿瘤科、疼痛科、缓和医疗科、姑息治疗科、安宁疗护科、营养科、老年科等相关从业医护人员作为癌痛全程管理的参考书。

本书编者均为临床经验丰富、理论基础扎实的临床医生，他们在编写过程中广泛阅读国内外最新文献，结合自己多年临床工作经验，实现了理论与实践结合、基础与临床结合、个人经验与循证医学结合。本书既是执笔专家的成果，也是集体智慧的结晶。尽管如此，由于医学日新月异、认识深浅不同、观点理念差异，本书可能存在疏漏、不当、矛盾甚至错误之处，敬请广大同道指正，使之日臻完善。本书的出版不仅得到全体编写专家的支持，还得到"重庆英才·创新创业领军人才（CQYC201903078）"的资助，同时得到了蚌埠医科大学第一附属医院王杰军教授、天津市肿瘤医院王昆教授、中国抗癌协会癌痛整合治疗专委会主任委员谢广伦教授的大力支持，也凝聚了清华大学出版社编辑们的辛勤汗水，一并表示衷心感谢。本书若能为推动我市乃至中国癌症疼痛事业的发展和无痛医院的建设，使癌症疼痛患者活得更好、活得更久略尽绵薄之力，我们将深感欣慰！

2025年3月10日

目 录

第 1 章 癌痛的全程管理内容和流程 ·· 1

    1.1 癌痛全程管理的定义、意义及新进展 ·· 1

    1.2 癌痛全程管理的重点内容 ·· 4

    1.3 癌痛全程管理技术流程及规范 ·· 22

    1.4 癌痛居家管理技术流程 ·· 28

第 2 章 癌痛的营养全程管理流程及规范 ·· 30

    2.1 癌痛患者营养不良的现状及其重要性 ·· 30

    2.2 肿瘤营养的部分相关概念 ·· 31

    2.3 癌痛的营养筛查、评估和诊断 ·· 32

    2.4 肿瘤营养疗法 ·· 38

    2.5 镇痛药物常见不良反应防治策略 ·· 42

第 3 章 癌痛的护理全程管理 ·· 44

    3.1 癌痛护理全程管理的重要性 ·· 44

    3.2 影响癌痛护理全程管理的患者因素 ·· 44

    3.3 医护人员在癌痛护理全程管理中的权利和责任 ·························· 46

    3.4 患者在癌痛护理全程管理中的权利和责任 ·································· 47

    3.5 癌痛的护理全程健康教育 ·· 48

    3.6 癌痛患者家庭照顾者教育 ·· 53

    3.7 癌痛护理全程管理流程及实施方法 ·· 54

    3.8 癌痛护理全程管理 ·· 56

第 4 章　癌痛全程管理的经典案例 ········· 58

4.1　肺癌合并癌痛案例 ········· 58
4.2　食管癌合并癌痛案例 ········· 95
4.3　直肠癌合并癌痛案例 ········· 102
4.4　胰腺癌合并癌痛案例 ········· 105

第 5 章　老年肿瘤科特色技术及学术成果 ········· 110

5.1　重庆大学附属肿瘤医院老年肿瘤科发展历史 ········· 110
5.2　重庆大学附属肿瘤医院老年肿瘤科特色技术 ········· 112
5.3　老年肿瘤科学术成果 ········· 116

参考文献 ········· 117

第1章
癌痛的全程管理内容和流程

1.1 癌痛全程管理的定义、意义及新进展

1.1.1 癌痛全程管理的定义

癌症疼痛全程管理是一个复杂而精细的过程，需要医护人员、患者及其家属的共同努力和配合。它基于准确、全面的疼痛评估，在肿瘤科、疼痛科、麻醉科、康复科等多学科团队的紧密合作下制订从"诊断—治疗—不良反应处理—随访—生命终结"的个性化长期治疗方案，同时向患者及其家属科普疼痛管理的相关知识，持续监测并及时调整治疗方案，以确保从住院到居家始终保持在最佳的疼痛控制状态。

1.1.2 癌痛的定义、流行病学及特点

国际疼痛研究协会（International Association for the Study Pain，IASP）将疼痛定义为一种与组织损伤或潜在组织损伤相关的感觉、情感、认知和社会维度的痛苦体验。癌痛是指由癌症、癌症相关性病变及抗癌治疗所致的疼痛，其中因癌症直接引起的疼痛占80%以上，主要通过肿瘤局部浸润伤害感受器、释放炎症介质激活伤害感受器或通过损伤外周和中枢神经系统产生。世界卫生组织（World Health Organization，WHO）已经将疼痛列为继体温、脉搏、呼吸、血压之后的第五大生命体征。

一项荟萃分析显示，59%接受癌症治疗的患者、64%晚期癌症患者和33%接受治疗后的患者都报告了疼痛。疼痛是癌症患者最恐惧的症状之一，未缓解的疼痛使患者感到痛苦，并影响生理功能、社会和心理健康及生活质量。依照三阶梯止痛原则及美国国家综合癌症网络（National Comprehensive Cancer Network，

NCCN）成人癌痛指南，临床上80%~90%的癌痛患者可以有效缓解疼痛。然而，临床仍有10%~20%的癌痛患者经过规范的镇痛治疗后仍出现因常规药物镇痛效果差或不能耐受的不良反应而无法实施镇痛药物治疗等困境难以得到解决，成为医生、患者共同面临的棘手问题。根据我国国家癌症中心的数据，2022年我国癌症新发病例数约占全世界的1/4，达到了482.47万例。面对如此庞大的恶性肿瘤人群，癌痛的规范化治疗现状不容乐观，但在我国接受规范化治疗的癌痛患者仅占30%左右。

癌痛严重影响恶性肿瘤患者的生活质量，甚至影响抗肿瘤治疗，其具有以下特点：①癌痛可以认为是一种疾病，剧烈疼痛是不可忍受的痛苦，随着恶性肿瘤的进展，癌痛常加重，且多变；②癌痛具有不可预测性，治疗常是滞后的、被动的；③持续2个月以上的疼痛，则导致感觉回路发生多元性变化，易发生痛觉敏化；④爆发痛是治疗欠佳的主要原因之一；⑤持续性疼痛可以导致心理紊乱，加重疼痛，增加难治性疼痛的风险。

1.1.3 癌痛治疗相关概念

1. 剂量滴定

阿片类止痛药的有效性和安全性存在较大个体差异，需要逐渐调整剂量，以获得最佳用药剂量，称为剂量滴定。

2. 癌性爆发痛

指在背景痛控制相对稳定、镇痛药物充分应用的前提下，自发或在某些可预知或不可预知因素的诱发下突然出现的短暂疼痛加剧。

3. 阿片类药物耐受

包括每日长期接受阿片类镇痛剂的患者。美国食品药品监督管理局（Food and Drug Administration，FDA）确定耐受性为口服药量最小剂量吗啡60 mg/d、羟考酮30 mg/d、盐酸氢吗啡酮注射液8 mg/d；或芬太尼贴剂25 μg/h；或其他阿片类药物的等效镇痛剂量持续1周或更长时间。

4. 阿片药物轮替

当中重度癌痛患者对一种阿片药物镇痛效果反应不明显时，根据具体病情换另一种阿片药物可能有效，这一用药策略被称为阿片药物轮替。

患者自控镇痛（patient controlled analgesia，PCA）技术是由医护人员根据患者的身体状况和疼痛程度，预先设置镇痛药物剂量，再交由患者"自我管理"的一种镇痛技术。按照用药途径，目前临床常用的是皮下PCA（patient-controlled subcutaneous analgesia，PCSA）、静脉PCA（patient-controlled intravenous analgesia，PCIA）、硬膜外间隙 PCA（patient-controlled epidural analgesia，PCEA）、鞘内给药 PCA（patient-controlled intrathecal analgesia，PCIA）及区域神经阻滞 PCA（patient-controlled regional analgesia，PCRA）。

5. 难治性癌痛

由肿瘤本身或肿瘤治疗相关因素导致的中、重度疼痛，经过规范化药物治疗 1～2 周后，患者的疼痛缓解仍不满意或不良反应不可耐受。

6. 疼痛危象

新发或在疼痛稳定控制基础上产生的重度疼痛，给患者带来难以忍受的痛苦，常伴有严重的负面情绪、心理及功能障碍，甚至意识障碍。

1.1.4 癌痛对癌症患者的影响

癌痛会给患者带来严重的身体和心理影响，如果癌痛不能得到有效控制，患者常感到极度不适，可能会引发或加重患者的焦虑、抑郁、乏力、失眠及食欲缺乏等症状，显著影响患者的日常活动、自理能力、社会交往和整体生活质量。具体而言，癌痛影响患者睡眠、食欲和日常活动，对癌症患者及其家属是一种折磨，加重其家庭和社会负担；慢性剧烈疼痛得不到缓解，会发展为顽固性癌痛，成为一种疾病，可加重患者的焦虑、抑郁情绪，影响患者抗肿瘤信心，是导致患者自杀的重要原因之一；癌痛得不到有效控制，可降低机体免疫力，加速肿瘤的进展；癌痛控制不佳，将不利于肿瘤的综合治疗，影响患者生存时间。

1.1.5 癌痛管理与抗肿瘤治疗同等重要

近年来，随着镇痛理念的不断发展和进步，癌痛管理在我国越来越受到重视，管理水平也在逐步提高。对于癌痛管理，临床不仅要求能有效控制疼痛，而且要及早控制疼痛。对于肿瘤患者而言，癌痛的治疗与手术、放疗、化疗、靶向治疗、免疫治疗等同等重要。疼痛管理有助于提高患者抗肿瘤治疗的依从性，改善生活质量，延长生存时间，疼痛管理也已成为癌症治疗必要的一部分。

临床上，癌痛治疗不当的现象普遍存在。为合理的止痛治疗，WHO 制定了癌症三阶梯止痛治疗原则。所有治疗癌症的医生都应该知晓如何规范地管理疼痛。此外，充分的疼痛评估与管理对改善癌症患者的生活质量和健康结局至关重要。

1.1.6 "5A"是癌痛规范化全程管理的目标

2019 年，《NCCN 成人癌症疼痛临床实践指南》更新并提出了疼痛管理的"5A"目标：优化镇痛（analgesia）、优化日常生活（activites）、尽可能使药物不良反应降到最低（adverse effects）、避免异常用药行为（aberrant drug taking）、关注疼痛和情绪之间的关系（affect）。

1.1.7 《癌症疼痛诊疗规范（2018年版）》的主要更新点

为进一步提高我国癌痛治疗的规范化水平，提高肿瘤患者诊疗效果和生活质量，保障医疗质量安全，国家卫生健康委员会组织专家组对《癌症疼痛诊疗规范（2011年版）》进行修订，并形成了《癌症疼痛诊疗规范（2018年版）》，于2018年9月18日发布。新版癌痛诊疗规范强调癌痛管理的重要性；强调癌痛的常规筛查和规范评估；强调癌痛应及早干预，规范用药；强调对患者及其家属的宣教；强调建立健全癌痛患者的随访制度；强调癌痛应进行全方位和全程管理。

1.1.8 癌痛的治疗需要全程管理

临床上，慢性病全程管理的理念已经深入人心，这使患者获得更大的生存获益和生活质量的提高。所谓全程管理，是立足于"疾病诊断—治疗—不良反应处理—随访—生命终结"这一诊治链条而制订系统、长期的规范诊疗方案。恶性肿瘤的诊治需要全程管理，同样地，癌痛也需要全程管理。全程规范化治疗癌痛可有效提高肿瘤患者的生活质量，进一步提升抗肿瘤疗效。每位与癌痛诊疗相关的医务人员都应该做到重视疼痛筛查，并知晓如何规范地管理疼痛。此外，充分的疼痛评估（常规、量化、全面、动态）、早期干预疼痛、合理选择药物、全程充分镇痛、进行长期随访、积极预防并对症和治疗不良反应对改善癌症患者的生活质量和健康结局至关重要。癌痛全程管理理念是规范化治疗的基础，应该贯穿癌症诊疗的始终，其应用水平一定程度反映了临床科室的镇痛水平。

1.2 癌痛全程管理的重点内容

疼痛常伴随癌症患者的整个病程，癌痛全程管理是一个涉及多群体、多场所的系统性工作。当前，我国在推进癌痛全程管理过程中还存在诸多问题。例如，目前多数情况下仍将癌痛作为一种症状，开展碎片化治疗，缺乏系统性；癌症患者及其家属缺乏对癌痛知识及治疗的认识等。结合多年临床工作经验及当前癌痛诊疗的前沿进展，本书提倡癌痛全程管理需要重点关注以下几个部分的内容。

1.2.1 院内管理

1. 癌痛评估

癌痛评估是合理、有效进行止痛治疗的前提，应当遵循"常规、量化、全面、动态"

的原则。医护人员应当在癌痛患者入院后 8 h 内掌握患者癌痛病史及查体信息，包括疼痛强度（轻度、中度、重度）、疼痛病因（肿瘤、肿瘤治疗、肿瘤无关）和疼痛机制及类型（癌症相关神经病理性疼痛、骨转移癌痛、癌性内脏痛和爆发痛）等，对癌痛进行合理准确的全面评估。

2. 镇痛治疗

癌痛应当采用综合治疗的原则，根据患者的病情和身体状况，应用恰当的止痛治疗手段，及早、持续、有效地消除疼痛，同时预防和控制药物的不良反应，降低疼痛和相关治疗带来的心理负担，提高患者生活质量。癌痛的主要治疗方法包括病因治疗、药物治疗和非药物治疗。

3. 患者及其家属的宣教

癌痛治疗过程中，应当有针对性地向患者及其家属开展止痛知识的宣传教育。与癌痛诊疗相关的医务人员应及时、主动地对患者进行正确的癌痛管理理念宣教：鼓励患者主动向医护人员如实描述疼痛的情况；说明止痛治疗是肿瘤综合治疗的重要部分，忍痛对患者有害无益；多数癌痛可以通过药物治疗有效控制，患者应当在医师指导下进行止痛治疗，按要求规律服药，不宜自行调整止痛方案和药物（种类、用法和剂量等）；吗啡及其同类药物是癌痛治疗的常用药物，在癌痛治疗时应用阿片类药物引起"成瘾"的现象极为罕见；应确保药物妥善放置，保证安全；止痛治疗时，要密切观察、记录疗效和药物的不良反应，及时与医务人员沟通交流，调整治疗目标及治疗措施；应当定期复诊或遵嘱随访。

4. 多学科诊疗

难治性癌痛应进行多学科诊疗（multi-disciplinary team，MDT），联合肿瘤科、疼痛科、放疗科、医学心理科、护理等多个相关学科的专家全面评估癌症患者的病情及疼痛情况，采用多学科和跨学科综合治疗，为患者提供科学、合理的一体化诊疗方案。尤其是对于难治性疼痛、存在镇痛药物禁忌及有不可耐受不良反应等特殊患者，应进行 MDT 治疗疼痛。

1.2.2　院外管理

1. 设立疼痛专科门诊

为进一步改善疼痛医疗服务，加强疼痛专科建设，方便疼痛患者得到一体化全方位诊治，可开设疼痛专科门诊。疼痛专科门诊的设立可明显缩短患者的住院时间，降低患者费用，为院外患者提供疼痛控制与药物指导意见。

2. 癌痛患者的院外随访

癌痛患者出院时建立出院患者信息登记档案，门诊患者初诊后也应建立患者信息档案，了解患者出院后的疼痛控制效果、爆发痛次数、用药依从性、不良反应（恶心、呕吐、便秘等）等。

3. 癌痛患者的自我管理

患者及其家属应当正确认识疼痛，熟悉所用药物的使用方法及注意事项，如剂量调整、停药后及不良反应的预防，合理使用止痛药物；患者及其家属应知晓何时需要联系医生，以及可能与止痛药物发生相互作用的药物和食物。根据国家规定，当更换药物或不再使用原药物时，应将剩余药品无偿退回原医院。

1.2.3 癌痛全程管理应重视的主要内容

1. 重视肿瘤患者的疼痛筛查与评估

癌痛筛查与评估是疼痛规范化管理的第一步。通过筛查发现患者的疼痛症状，及时、正确地评估并进行规范化的治疗能够使患者保持较好的生活质量，并且增强战胜疾病的信心。我国《癌症疼痛诊疗规范》及国外多部癌痛治疗指南均特别强调癌痛筛查及评估的重要性，明确提出医护人员在每次接诊癌症患者时都要对其进行疼痛筛查与评估。应用简单的筛查工具找出伴有疼痛的癌症患者，通过全面、动态评估，以便对这些疼痛患者进行关注，并给予规范治疗及全程管理。NCCN成人癌痛指南（2023年版）指出，综合疼痛评估的内容包括以下几个方面：疼痛经历、疼痛病因、疼痛病理生理学、估计的疼痛轨迹、特定性癌痛综合征、患者特定舒适度和功能目标、异常用药和换药的风险。

癌痛评估应遵循"常规、量化、全面、动态"的原则。

1）常规评估原则

医护人员应当主动询问癌症患者有无疼痛，常规性评估疼痛病情，并且及时进行相应的病历记录，一般情况下应当在患者入院后 8 h 内完成。对于有疼痛症状的癌症患者，应当将疼痛评估列入护理常规监测和记录的内容。应当注意鉴别疼痛爆发性发作的原因，例如，需要特殊处理的病理性骨折、脑转移、合并感染及肠梗阻等急症所致的疼痛。

2）量化评估原则

采用疼痛程度评估量表等量化标准评估患者疼痛主观感受程度，需要患者的密切配合。重点评估 24 h 内患者最严重和最轻的疼痛程度，以及平常情况的疼痛程度。通常使用数字分级法、面部表情疼痛评分量表法及主诉疼痛程度分级法 3 种方法。

（1）数字分级法：依据疼痛程度数字评估量表对患者疼痛程度进行评估。将疼痛程度用 0～10 表示，0 代表无疼痛，10 代表能够想象的最剧烈疼痛。此评估量表由患者本人或医护人员协助患者理解后选择一个最能代表自身疼痛程度的数字描述疼痛。按照疼痛对应的数字，将疼痛程度分为轻度疼痛（1～3）、中度疼痛（4～6）、重度疼痛（7～10）（图1-1）。

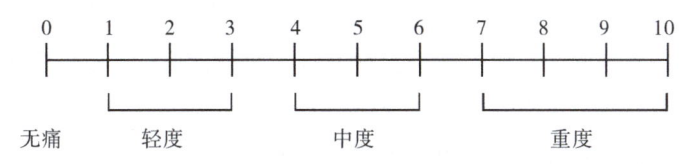

图1-1　数字分级法

（2）面部表情疼痛评分量表法：通过医护人员观察患者疼痛时的面部表情状态，对照面部表情疼痛评分量表进行疼痛评估，适用于自己表达困难的患者，如儿童、老年人、存在语言文化差异或其他交流障碍患者（图1-2）。

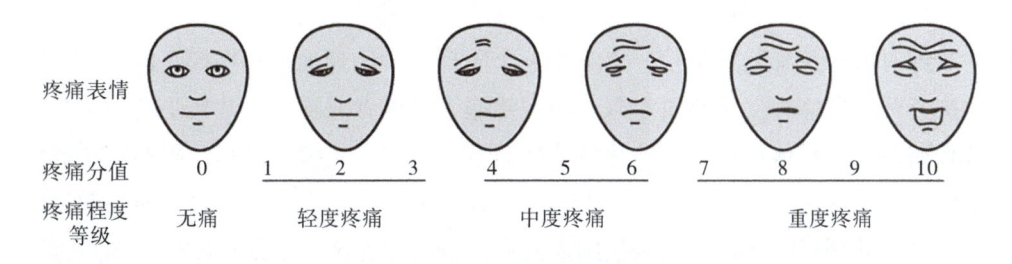

图1-2　面部表情疼痛评分量表法

（3）主诉疼痛程度分级法：主要依据患者对疼痛的主诉进行评估，可将疼痛程度分为轻度、中度和重度3类，具体判断标准如下。轻度疼痛：有疼痛，但可忍受，生活正常，睡眠未受到干扰。中度疼痛：疼痛明显，不能忍受，要求服用镇痛药物，睡眠受到干扰。重度疼痛：疼痛剧烈，不能忍受，需用镇痛药物，睡眠受到严重干扰，可伴有自主神经功能紊乱或被动体位。

3）全面评估原则

对疼痛病因和类型（躯体性、内脏性或神经病理性），疼痛发作情况（疼痛的部位、性质、程度、加重或减轻的因素），止痛治疗情况、重要器官功能情况、心理精神情况，家庭、社会支持情况及既往史（如精神病史、药物滥用史）等进行全面评估，通常使用简明疼痛评估量表评估。

4）动态评估原则

持续性、动态地监测、评估癌痛患者的疼痛症状及变化情况，包括疼痛病因、部位、性质、程度变化情况、爆发痛发作情况、疼痛减轻和加重因素，止痛治疗的效果及不良反应等。在止痛治疗期间，应当及时记录用药种类、剂量滴定、疼痛程度及病情变化。

2. 合理应用 WHO 三阶梯治疗原则及《NCCN 成人癌痛临床实践指南》

1）癌痛治疗理念更新

我国现行的癌痛药物治疗原则是根据 WHO《癌症疼痛三阶梯止痛治疗指南》进行改良的，包括口服给药、按阶梯用药、按时用药、个体化给药、注意事项。2018 年发布的《癌症疼痛诊疗规范》对上述 5 项药物治疗基本原则做了说明。

（1）口服给药：是最简单、方便的给药途径，绝大多数癌痛患者都能用此方法止痛。口服给药不仅易于被患者接受，还便于调整剂量，依从性高，有利于长期服药。对于中重度癌痛患者可选择吗啡、羟考酮、盐酸氢吗啡酮注射液等药物的缓控释制剂。部分复方制剂（如氨酚曲马多）等也被广泛应用于癌痛的治疗。对于不宜口服者可选择其他给药途径，如透皮贴剂、自控镇痛泵、栓剂、鼻喷剂等。

（2）按阶梯用药：指根据患者疼痛程度，有针对性地选用不同性质、作用强度的镇痛药物。需要注意的是，按阶梯用药是根据癌痛状态确定合适的用药方案，并非绝对从一阶梯起始治疗，也不是一个阶梯一个阶梯地"爬楼梯"治疗。非甾体抗炎药在癌痛中使用相对有限，轻度疼痛常被患者忽视，不常接受药物治疗；若长期使用非甾体抗炎药，消化性溃疡等不良反应发生率将升高，限制其在癌痛中的应用。既往三阶梯治疗方案中，二阶梯主要选择弱阿片类药物，而在改良的版本中，低剂量强阿片类药物被纳入其中。最新的循证医学证据支持低剂量强阿片类药物用于中度疼痛的治疗；重度疼痛首选强阿片类药物。此外，辅助镇痛药物（镇静剂、抗惊厥类药物和抗抑郁类药物等）也发挥重要作用。

（3）按时给药：指按规定的时间间隔规律服用止痛药。这有助于维持稳定、有效的血药浓度。研究表明，按需给药时血药浓度波动大，而按时给药时血药浓度持续保持在有效范围之内，容易达到最佳的疼痛控制。

（4）个体化给药：指根据患者病情和癌痛缓解程度调整止痛药物的剂量，制订个体化治疗方案。由于个体差异明显，阿片类药物的使用并无标准剂量，应当根据患者的病情，保证足够剂量以缓解疼痛。

（5）注意事项：指对使用止痛药的患者加强监护，密切观察其疼痛缓解程度和机体反应情况，注意联合应用药物间的相互作用，并及时采取必要措施，尽可能减少药物不良反应，以提高患者的生活质量。由于多数镇痛药物经由肾脏排泄，当患者肾功能下降时，易出现体内药物蓄积，可通过减少镇痛药物剂量、延长给药间隔，还可考虑停用缓/控释剂型或改用普通片剂。

2）癌痛治疗的常用方法（图 1-3）

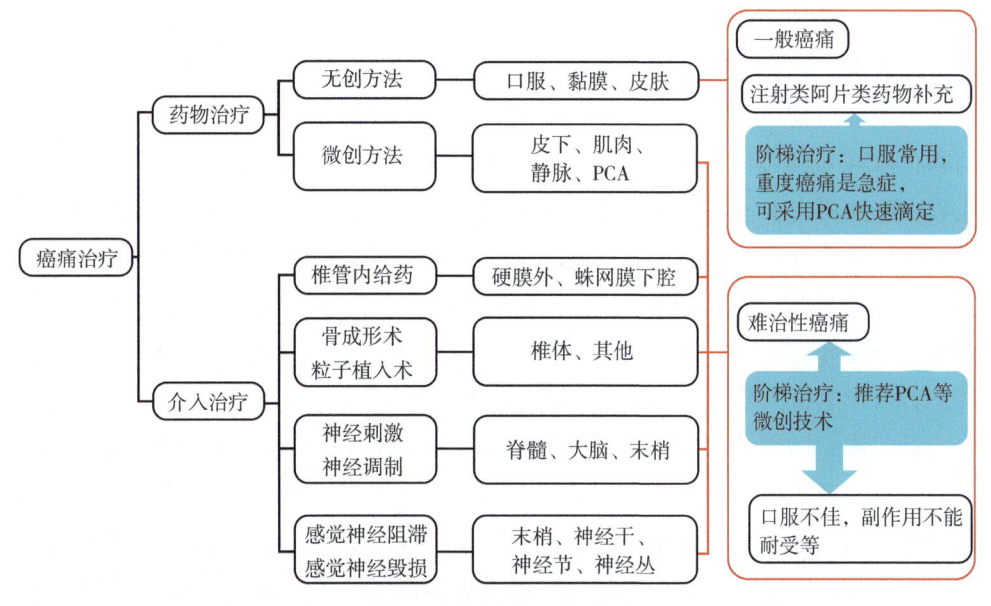

第1章 癌痛的全程管理内容和流程

图 1-3 癌症疼痛的治疗方法

（1）药物治疗：按阶梯给药原则仍是临床镇痛治疗应遵循的最基本原则。阿片类药物是癌痛治疗的基石，主要用于中至重度癌痛的治疗，是癌痛患者长期疼痛治疗的主要药物。疼痛治疗的辅助用药可在一定程度上帮助患者缓解疼痛，这些药物本身或许并不具有止痛效果，但与阿片类等药物联合应用可协同发挥作用。辅助药物的主要作用是增强镇痛效果，治疗癌痛综合征中的某些症状，以及解除阿片类药物的不良反应，主要包括以下几类药物：①非甾体抗炎药及对乙酰氨基酚；②抗惊厥药物，如加巴喷丁、普瑞巴林等；③抗抑郁药物，如阿米替林、度洛西汀、文拉法辛等；④糖皮质激素；⑤双膦酸盐、地舒单抗；⑥肌松剂等。

（2）给药途径选择：根据最新版 NCCN 指南推荐，通常口服给药途径最常使用。然而，如果可以使患者舒适最大化，其他途径（如静脉、皮下、直肠、经皮、经黏膜）亦可以考虑。

3）PCA 技术

当肿瘤本身或肿瘤治疗相关因素导致的中、重度疼痛，经过规范化药物治疗 1～2 周后，疼痛缓解仍不满意或不良反应不可耐受时，可以通过微创介入治疗以减少镇痛药物剂量、降低不良反应。值得注意的是，介入治疗并非代替药物治疗，而是协同药物治疗。同时，改善肢体功能时需优先考虑治疗。常用的微创介入治疗方法包括 PCA、神经毁损术、鞘内药物输注系统植入术（IDDS）、放射性粒子植入术、经皮椎体成形术（PVP）。下面重点介绍 PCA 技术。

PCA 指采用可控制的装置，预先由医生设置镇痛药物，交给患者管理的一种镇痛技术。由医护人员根据患者身体一般情况和疼痛程度，预先设置镇痛药物剂量，再交由患者"自我管理"的一种疼痛控制技术。当患者意识到疼痛时，可通过控制器将镇痛药物注入体内达到止痛目的。值得注意的是，真正起到镇痛效果的是药物，PCA装置可优化给药方案，可看成是改变给药途径。最新版的《NCCN成人癌症疼痛指南》《癌症疼痛诊疗规范》均指出，PCA技术可用于癌痛治疗，欧洲肿瘤内科学会（European Society of Medical Oncology，ESMO）等指南更多归纳在静脉、皮下等胃肠外途径中。PCA技术具有以下优势：①相比口服，起效更快，较小剂量即可获得相同效果；②相比注射，节约配药时间，更快速，剂量更准确；③患者自我控制，无须医护处理，节约沟通时间。

近年来，国内外权威疼痛治疗指南或共识均推荐PCA用于癌痛治疗，本书对此进行了系统梳理：2023年，NCCN成人癌痛治疗指南指出，如果2～3个口服滴定周期后，中重度疼痛控制不佳，可改变给药途径，由口服改为静脉滴定；2018年，ESMO癌痛管理指南指出，虽然提倡口服给药途径，但当患者需要快速缓解严重疼痛时应采用肠外阿片类药物进行滴定和治疗，通常通过皮下注射或静脉注射；2017年，中国抗癌协会癌症康复与姑息治疗专业委员会（CRPC）难治性癌痛学组之难治性癌痛专家共识指出，对于多数难治性癌痛患者，常用药物治疗效果欠佳或者出现不能耐受的不良反应，近年来各种微创介入治疗技术的开展为难治性癌痛的治疗提供了一种有效的解决方案，常用的技术包括PCA等；2012年，欧洲姑息治疗学会（EAPC）发布的阿片类药物治疗癌痛指南提出，静脉和皮下输注可用于不能通过口服或经皮获得充分止痛者，以期获得最佳止痛效果，皮下和静脉给药途径下，若患者本人能够而且愿意控制解救剂量，可采用PCA。因此，PCA与口服给药模式应互为补充，贯穿癌痛治疗全程。

（1）PCA的适应证和禁忌证

适应证：①癌痛患者阿片类药物的滴定；②处理频繁发作的爆发痛；③存在吞咽困难或胃肠功能障碍的癌痛患者；④病情需要减少阿片类药物使用剂量及不良反应。

绝对禁忌证：①昏迷或意识障碍；②认知功能障碍，无法正确理解和使用PCA技术；③患者拒绝使用。

相对禁忌证：①存在全身感染、心肺功能衰竭、凝血功能异常、严重肝肾功能不全等；②患者意识清醒，但由于自身障碍不能操作"自控按钮"。

（2）PCA应用前评估及使用流程

应用PCA前应对患者进行多维度评估，并征得患者知情同意。评估内容如下：①评估患者是否存在认知障碍，以确保患者能否正确使用PCA泵；②评估镇痛药物应用情况，是否对阿片药物耐受，阿片药物的剂量、疗效和不良反应，以决定初始剂量、给药模式、预期疗效和不良反应的预处理；③评估全身及局部合并症，是否合并全身感染、凝血功能障碍、外周水肿、肝肾等重要脏器功能不全等，以决定给药途径、药物选择和剂量；④对疼痛评分、镇静评分和呼吸、脉搏、血压、血氧饱和度等生命体征进行基线评估，并在PCA应用过程中持续、动态地评估。

PCA使用流程：医生根据病情开具处方、护士配制止痛药物、连接静脉及皮下、患者按需自控给药。PCA常用的强阿片类药物包括盐酸氢吗啡酮注射液、舒芬太尼注射剂、吗啡注射剂、芬太尼注射剂等，常用于PCA的不同阿片类药物效价比较见表1-1。

表1-1 阿片类药物效价的比较

类别	药名			
	吗啡	盐酸氢吗啡酮注射液	芬太尼	舒芬太尼
可溶性	亲水性	亲水性	亲脂性	亲脂性
脑脊液的扩散程度	高	中	低	低
等效效价（mg）				
口服	300	60	NA	NA
非口服	100	20	1	0.1
硬膜外	10	2	0.1	0.01
鞘内	1	0.25	0.01	0.001

引自：王昆，王杰军.难治性癌症疼痛诊断与治疗［M］.北京：人民卫生出版社，2018.

（3）PCA用于重度癌痛患者的快速滴定

重度癌痛患者的阿片类药物剂量可以采用PCA进行快速滴定，一般选用单纯PCA模式，根据患者是否应用阿片类药物分为首次应用的初始滴定和正在应用的再次滴定。癌症患者需要全面的癌痛控制计划，不仅要关注中重度癌痛的治疗，还需要对爆发痛进行充分的管理。《癌性爆发痛专家共识（2019年版）》指出，爆发痛发作迅速、疼痛剧烈、大多无法预测。从药效学和药代动力学角度分析，经典的阿片药物口服即释吗啡片并非为治疗爆发痛的最佳选择。在国内暂无快速起效爆发痛解救药物的现状下，推荐PCA技术用于爆发痛治疗，推荐应用每日背景剂量的10%～20%用于爆发痛的初始剂量，同时根据止痛效果和不良反应逐步滴定（图1-4）。

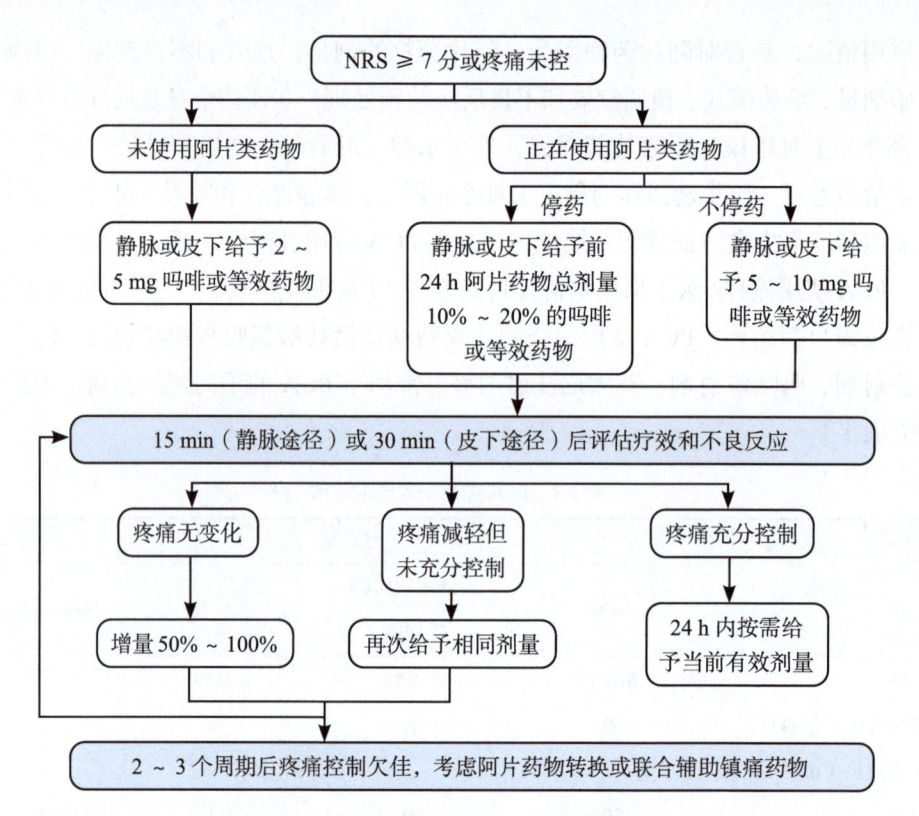

```
                    ┌─────────────────────┐
                    │  NRS ≥ 7 分或疼痛未控  │
                    └──────────┬──────────┘
                ┌──────────────┴──────────────┐
      ┌─────────┴────────┐          ┌─────────┴────────┐
      │   未使用阿片类药物  │          │   正在使用阿片类药物  │
      └─────────┬────────┘          └─────────┬────────┘
                │                      停药 ┌──┴──┐ 不停药
                │                ┌─────────┘     └─────────┐
      ┌─────────┴────────┐  ┌────┴──────────┐  ┌──────────┴────┐
      │ 静脉或皮下给予 2～ │  │ 静脉或皮下给予前 │  │ 静脉或皮下给  │
      │ 5 mg 吗啡或等效药物│  │ 24 h 阿片药物总剂量│  │ 予 5～10 mg 吗│
      │                  │  │ 10%～20% 的吗啡  │  │ 啡或等效药物   │
      │                  │  │ 或等效药物       │  │              │
      └─────────┬────────┘  └───────┬───────┘  └───────┬───────┘
                └──────────────────┬┴──────────────────┘
                                   │
                ┌──────────────────┴─────────────────────┐
                │ 15 min（静脉途径）或 30 min（皮下途径）后评估疗效和不良反应 │
                └──────────────────┬─────────────────────┘
       ┌───────────────┬───────────┴──────────┐
   ┌───┴────┐      ┌───┴─────┐           ┌────┴─────┐
   │疼痛无变化│      │疼痛减轻但│           │疼痛充分控制│
   │        │      │未充分控制│           │          │
   └───┬────┘      └───┬─────┘           └────┬─────┘
   ┌───┴────┐      ┌───┴──────┐          ┌────┴─────┐
   │增量 50%～│      │再次给予相同│          │24 h 内按需给│
   │100%     │      │剂量        │          │予当前有效剂量│
   └───┬────┘      └───┬──────┘          └──────────┘
       └───────────────┤
                       │
          ┌────────────┴─────────────────────────┐
          │2～3 个周期后疼痛控制欠佳，考虑阿片药物转换或联合辅助镇痛药物│
          └──────────────────────────────────────┘
```

图 1-4　PCA 滴定流程（以吗啡为例）

引自：《患者自控镇痛治疗癌症疼痛专家共识2023年版》。

（4）PCA 泵的管理

使用 PCA 泵前进行培训与宣教：为保障 PCA 泵的安全、有效使用，在医护人员熟练掌握使用 PCA 泵的使用方法、相关不良反应、镇痛药物相互作用等的基础上，对患者及其家属进行相关宣教。宣教内容包括自控镇痛的概念及获益；疼痛评估工具的介绍；泵的使用注意事项及相关不良反应的介绍。

PCA 泵的应用：患者及其家属的教育对于安全非常重要。应用 PCA 镇痛前，需与患者及其家属沟通，根据其不同的文化层次，详细介绍 PCA 泵的优势和安全使用的重要性；培训其如何正确使用设备，并强调禁止自行调整 PCA 泵的各种参数，特别是要强调只允许患者本人或授权人按压 PCA 解救按钮，以免药物过量导致严重不良反应的发生。

PCA 泵设置：阿片类药物选择、PCA 参数设置［包括负荷剂量、背景剂量、Bolus（推注）剂量、锁定剂量、1 h 最大剂量］、PCA 个体化程序调整。

监测及记录：常规间隔进行疼痛，功能活动，镇静、呼吸频率等指标的评估；间隔进行 PCA 程序检测（如更换储液器后）；记录 PCA 阿片类药物使用量。

评估镇痛不足原因：背景剂量不足；Bolus 剂量不足；是否有效按压；阿片类不良反应等。

镇痛不足管理：按需增加背景剂量的输注；调整 Bolus 剂量设定；确保患者理解 PCA 的使用原则；辅助药物的应用。

设备装置不良事件：设备缺陷、注药失败、管路堵塞、报警系统错误等。

药物不良事件：恶心、呕吐、瘙痒、便秘、镇静/阿片诱导的通气障碍等的对症治疗。

4）PCA 模式下阿片类药物之间的转化的临床实践：以盐酸氢吗啡酮注射液为例

（1）盐酸氢吗啡酮注射液 PCSA 滴定：①阿片不耐受患者。盐酸氢吗啡酮注射液 0.1 ~ 0.3 mg/次，按需给药，每 30 分钟评估 1 次（疼痛平稳后每小时评估 1 次，夜间休息后以患者呼叫医生为主），直至疼痛控制满意。②阿片耐受患者。盐酸氢吗啡酮注射液为前 24 h 背景阿片类药物剂量的 5% ~ 15%/次，按需给药，每 30 分钟评估 1 次（疼痛平稳后每小时评估 1 次，夜间休息后以患者呼叫医生为主），直至疼痛控制满意。流程见图 1-5。

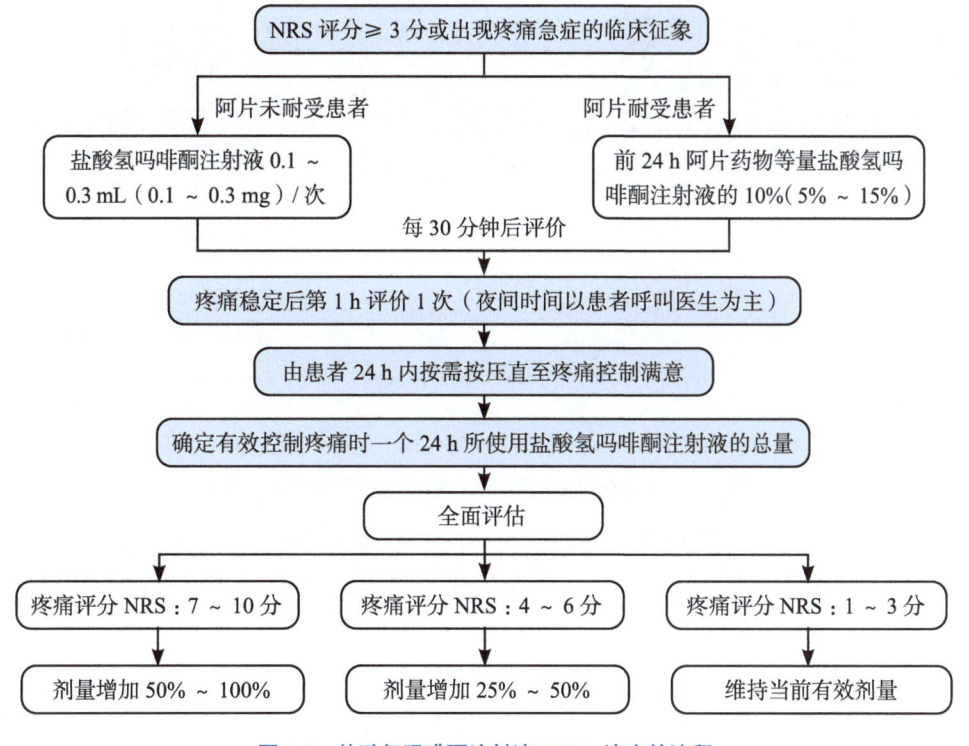

图 1-5　盐酸氢吗啡酮注射液 PCSA 滴定的流程

（2）盐酸氢吗啡酮注射液 PCSA 转化为芬太尼透皮贴剂：①阿片类药物转化原则。当从一种阿片类药物转化为另一种阿片类药物时，需根据患者在前 24 h 阿片类药物治疗总剂量的背景下疼痛是否有效缓解进行换算，得到另一种阿片类药物的等效剂量，具体流程见图 1-6。②盐酸氢吗啡酮注射液 PCSA 转化为芬太尼透皮贴剂。详细内容见图 1-7。

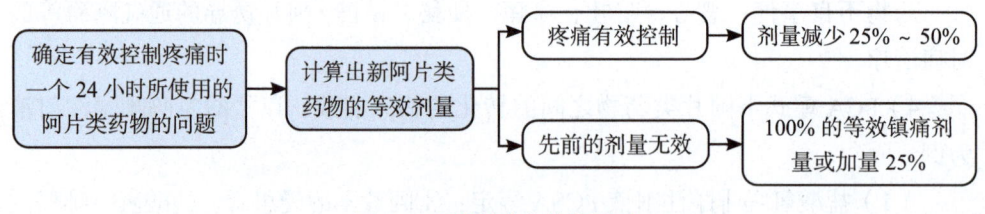

图 1-6　阿片类药物转化原则

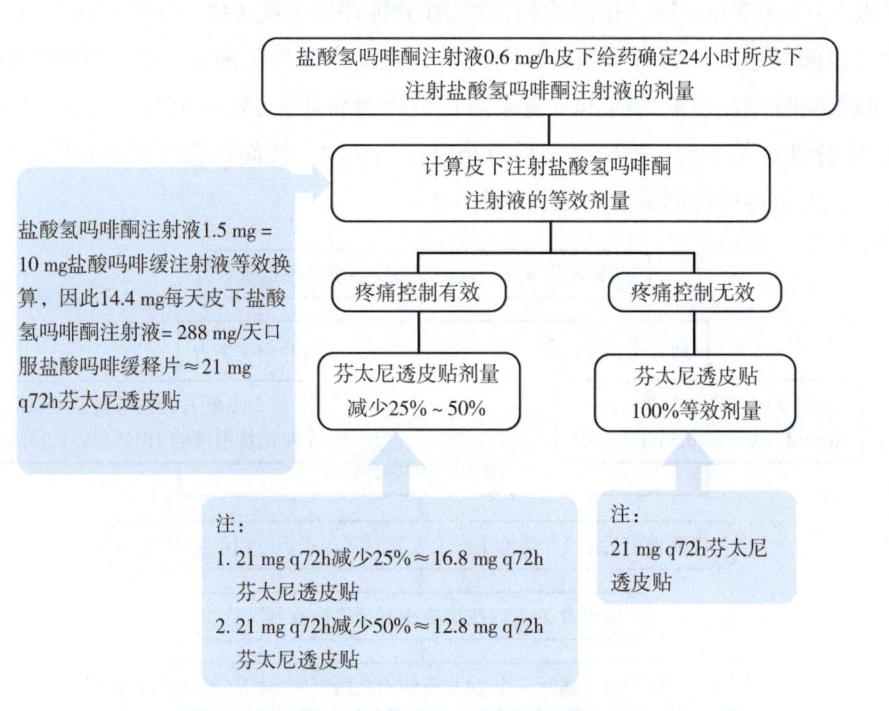

图 1-7　盐酸氢吗啡酮注射液 PCSA 转化为芬太尼透皮贴剂

（3）盐酸氢吗啡酮注射液 PCSA 转化为盐酸吗啡缓释片：流程详见图 1-8。

（4）盐酸吗啡注射液 PCSA 转化为盐酸氢吗啡酮注射液 PCSA：流程详见图 1-9。

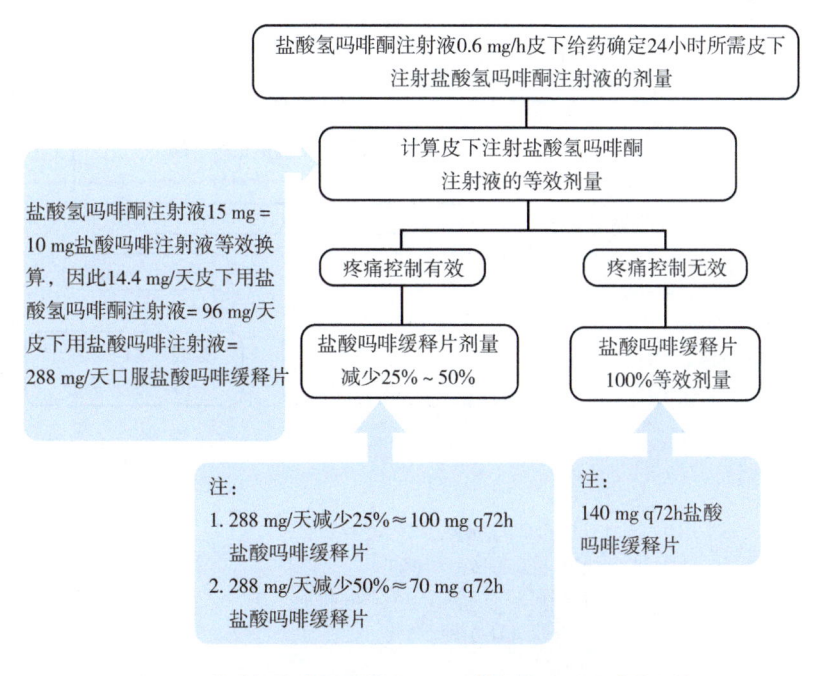

图 1-8　盐酸氢吗啡酮注射液 PCSA 转化为盐酸吗啡缓释片

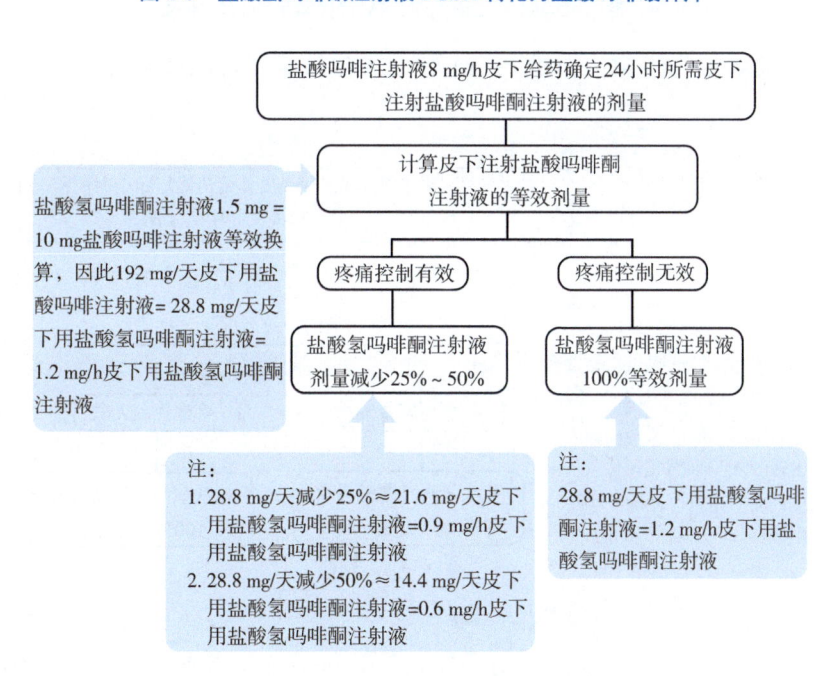

图 1-9　盐酸吗啡注射液 PCSA 转化为盐酸氢吗啡酮注射液 PCSA

（5）盐酸氢吗啡酮注射液 PCSA 转化为盐酸羟考酮缓释片：具体步骤见图 1-10。

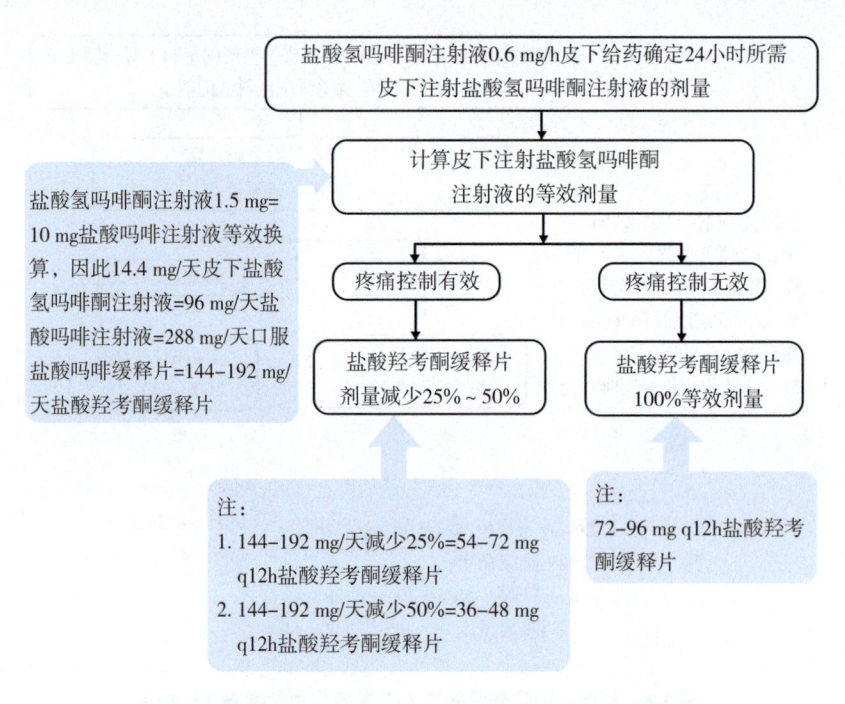

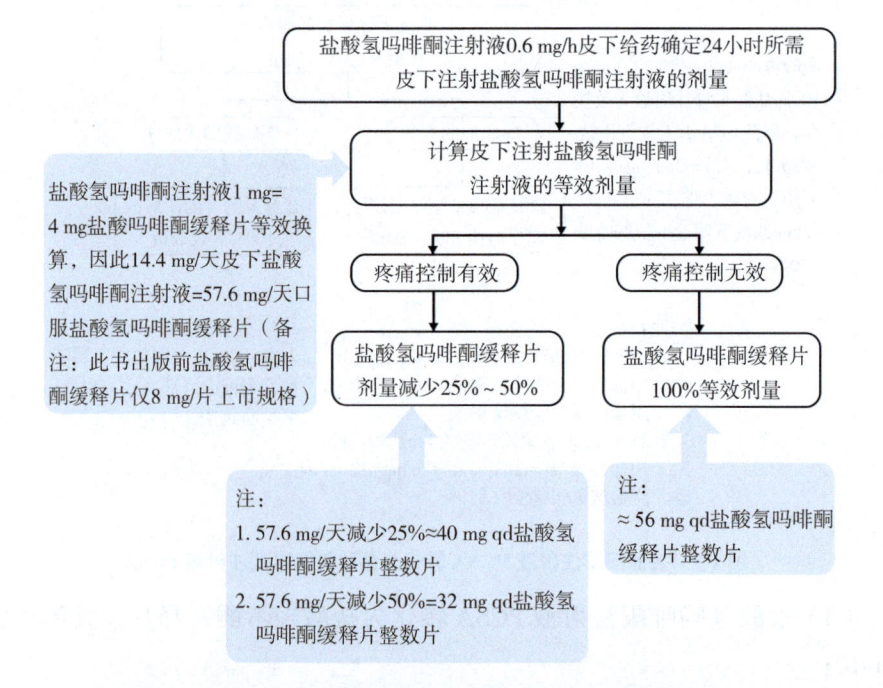

图 1-10　盐酸氢吗啡酮注射液 PCSA 转化为盐酸羟考酮缓释片

盐酸氢吗啡酮注射液0.6 mg/h皮下给药确定24小时所需皮下注射盐酸氢吗啡酮注射液的剂量

计算皮下注射盐酸氢吗啡酮注射液的等效剂量

盐酸氢吗啡酮注射液1.5 mg=10 mg盐酸吗啡注射液等效换算，因此14.4 mg/天皮下盐酸氢吗啡酮注射液=96 mg/天盐酸吗啡注射液=288 mg/天口服盐酸吗啡缓释片=144~192 mg/天盐酸羟考酮缓释片

疼痛控制有效 → 盐酸羟考酮缓释片剂量减少25%~50%

疼痛控制无效 → 盐酸羟考酮缓释片100%等效剂量

注：
1. 144~192 mg/天减少25%=54~72 mg q12h盐酸羟考酮缓释片
2. 144~192 mg/天减少50%=36~48 mg q12h盐酸羟考酮缓释片

注：
72~96 mg q12h盐酸羟考酮缓释片

图 1-10　盐酸氢吗啡酮注射液 PCSA 转化为盐酸羟考酮缓释片

（6）盐酸氢吗啡酮注射液 PCSA 转化为盐酸氢吗啡酮缓释片：详解步骤见图 1-11。

盐酸氢吗啡酮注射液0.6 mg/h皮下给药确定24小时所需皮下注射盐酸氢吗啡酮注射液的剂量

计算皮下注射盐酸氢吗啡酮注射液的等效剂量

盐酸氢吗啡酮注射液1 mg=4 mg盐酸吗啡酮缓释片等效换算，因此14.4 mg/天皮下盐酸氢吗啡酮注射液=57.6 mg/天口服盐酸氢吗啡酮缓释片（备注：此书出版前盐酸氢吗啡酮缓释片仅8 mg/片上市规格）

疼痛控制有效 → 盐酸氢吗啡酮缓释片剂量减少25%~50%

疼痛控制无效 → 盐酸氢吗啡酮缓释片100%等效剂量

注：
1. 57.6 mg/天减少25%≈40 mg qd盐酸氢吗啡酮缓释片整数片
2. 57.6 mg/天减少50%=32 mg qd盐酸氢吗啡酮缓释片整数片

注：
≈56 mg qd盐酸氢吗啡酮缓释片整数片

图 1-11　盐酸氢吗啡酮注射液 PCSA 转化为盐酸氢吗啡酮缓释片

3. 强调滴定过程的规范性，制定个体化治疗方案

1）个体化滴定

根据《癌症疼痛诊疗规范（2018年版）》，阿片类药物是中、重度疼痛治疗的首选药物。对于慢性癌痛治疗，推荐选择阿片受体激动剂类药物。长期使用阿片类止痛药物时，首选口服给药途径，有明确指征时可选用透皮吸收途径给药，也可临时皮下注射用药，必要时可以自控镇痛给药。阿片类止痛药的有效性和安全性存在较大的个体差异，需要逐渐调整剂量，以获得最佳用药剂量，称为剂量滴定。阿片药物剂量滴定常用方式：历年NCCN成人癌痛指南推荐口服、静脉、皮下、PCA途径都可用于阿片类药物的剂量滴定。

2）重度疼痛推荐PCA滴定

盐酸氢吗啡酮注射液PCA快速滴定的临床研究显示，滴定成功时间，PCA组更短；24 h平均数字分级法评分，PCA组显著低于非PCA组；滴定成功的阿片药物给药量，PCA组显著减少；患者对疼痛控制的满意度，PCA组优于非PCA组。

4. 重视止痛药物不良反应的预防与治疗

1）止痛药物的常见不良反应

临床上，不同类型的止痛药物可引起不同的不良反应，下面对非甾体类、阿片类及解痉类止痛药物进行重点阐述。

（1）非甾体类止痛药物：代表性药物有吲哚美辛、塞来昔布、布洛芬、双氯芬酸钠等，可抑制前列腺素合成，使痛觉感受器对痛觉的敏感程度下降，常用于各种肌肉关节疼痛、神经痛、痛经及轻中度癌痛等，但对内脏绞痛、胃肠痉挛性疼痛、重度癌痛效果不佳，其常见不良反应如下。

①胃肠道反应：主要表现为胃痛、腹痛、恶心、呕吐、呕血、黑便等；②皮肤损害：常见药物主要有吡唑酮类（如保泰松、吲哚美辛等）、水杨酸盐类（如阿司匹林等）非甾体类止痛药，主要表现为皮疹、荨麻疹、皮肤瘙痒等，严重者可能出现剥脱性皮炎；③肝肾损害：常规剂量一般不会引起肝肾等脏器损害，但超剂量用药时容易诱发急性肝脏衰竭及肾脏损伤；④心血管损伤：主要表现为心律不齐、心悸、血压升高，可以诱发血栓性疾病（如脑梗死、脑出血等）；⑤凝血功能障碍：长期用药患者需关注皮下出血、瘀斑、胃肠道出血等。

（2）阿片类止痛药物：代表性药物包括天然阿片类药物、合成及半合成阿片类药物，常用的药物有吗啡、芬太尼、羟考酮、可待因等，主要应用于中重度癌痛等，但对神经痛效果不佳，其主要不良反应如下。

①胃肠道反应：恶心、呕吐的发生率约60%，便秘发生率可高达80%以上，并随着用药剂量和疗程的增加而增加；②尿潴留：发生率< 5%，主要表现为排尿

困难或无法排尿，可以通过膀胱区按摩、热敷、导尿等帮助排尿；③呼吸抑制及嗜睡、头晕：一般在阿片类药物剂量过高时出现，嗜睡或头晕、困倦的发生率约6%；④成瘾性及依赖性：部分阿片类药物有效成分是从罂粟中提取的，长期使用存在一定的成瘾性和依赖性。长期口服阿片类药物的晚期恶性肿瘤合并癌痛的患者，相对于阿片类药物的止痛作用，其成瘾性和依赖性几乎可以忽略不计。

（3）解痉止痛药物：代表性药物有阿托品、山莨菪碱等，可以引起平滑肌松弛、抑制腺体分泌，常用于治疗胃肠道、尿道或其他平滑肌痉挛产生的疼痛（如胃肠绞痛、不完全肠梗阻疼痛等）。常见不良反应主要有口干、乏力、心慌、视力模糊等。

2）止痛药物不良反应的特点

临床中止痛药物的不良反应通常具有以下特点：①不良反应常见于用药初期或过量用药时，多为暂时性和可以耐受的不良反应；②不良反应发生率及严重程度存在个体差异；③积极预防和治疗可以避免或减轻阿片类药物的不良反应；④除便秘外，阿片类药物的其他不良反应会随时间延长逐渐减轻。

3）止痛药物不良反应的处理原则

（1）阿片类药物的不良反应可以预期，应当进行积极的预防和治疗。

（2）患者及其家属或照护者的教育对于疼痛治疗及不良反应的防治至关重要。

（3）要认识到疼痛很难独立于癌症之外单独进行治疗，不良反应可能来自其他治疗或癌症本身。

（4）有必要进行多系统评估，排除可能引起类似临床症状的其他原因。

4）常见不良反应的预防及处理方法（表1-2）

表1-2 常见不良反应的预防处理方法

不良反应	治疗方法
便秘	非药物治疗和药物治疗（渗透性、刺激性、润滑性泻药、中药制剂、μ受体拮抗剂）
恶心、呕吐	多为自限性，促胃肠动力药、多巴胺受体拮抗剂、抗组胺药物 选择性5-羟色胺3受体拮抗剂、激素类药物治疗
过度镇静	轻度嗜睡，应鼓励患者继续坚持用药 嗜睡明显，应适当调整给药剂量或次数，减少每次用药量 严重的过度镇静，首先需要停药，并观察患者的呼吸和循环情况，做好拮抗呼吸抑制的准备
呼吸抑制	减量或暂停使用，保持呼吸道通畅，吸氧、唤醒治疗 有明显呼吸抑制者，使用纳洛酮治疗
谵妄	减少增加谵妄的因素；药物治疗（氟哌啶醇、利培酮、奥氮平、喹硫平）

续表

不良反应	治疗方法
眩晕	轻度眩晕可能在使用阿片类药数日后自行缓解
尿潴留	前列腺增生的治疗药物：坦洛新、特拉唑嗪 下腹部热敷，导尿
瘙痒	多为自限性，严重可使用抗组织胺药物治疗和纳洛酮拮抗

5. 重视多学科协作治疗模式在癌痛治疗中的作用

多学科协作治疗癌痛成为趋势。MDT源于20世纪90年代，美国率先提出这个概念，即由来自普外科、肿瘤科、放疗科、放射科、病理科、内镜中心等科室专家组成工作组，针对某一疾病通过定期会议形式提出适合患者的最佳治疗方案，继而由相关学科单独或多学科联合执行该治疗方案。癌痛的个体化、综合性心身治疗是临床医生的中心任务之一。肿瘤学科、神经学科、精神学科、麻醉科、社会工作者等多学科间的密切合作，是建立癌痛心身治疗体系的基础。

癌痛MDT治疗的新模式整合阿片类药物、抗惊厥药物、抗焦虑药物、抗抑郁药、麻醉剂、抗谵妄药物、糖皮质激素、通便药物、化疗、放疗、手术、介入治疗等药物和技术方法，肿瘤科联合胸外科、胃肠外科、普通内科、头颈外科、影像科、重症监护病房、营养科、护理部、药学部等学科的专家对癌痛患者进行多学科综合诊疗，综合考虑患者的身体、心理和社会等因素，制定个体化的治疗方案。癌痛的MDT有以下优势：①可以制订综合治疗计划，包括手术、放疗、化疗和镇痛治疗等，为患者提供最适合的治疗方案；②提高癌痛管理质量，通过评估疼痛程度和类型，制订个性化的疼痛管理方案，包括药物治疗、物理疗法、心理支持和其他非药物治疗方法，提供全面的疼痛缓解措施；③影像学专家可以提供详细的影像学报告，如CT、MRI和PET-CT等，为其他学科提供准确的诊断依据，以指导治疗方案的选择和疾病进展的监测；④药学部专家可确保患者获得正确的药物剂量和使用方式，并提供相关的药物咨询和教育，以最大限度地减少药物不良反应和提高治疗效果；⑤各疾病亚专科、护理、营养学等专家为个体化的抗肿瘤治疗及支持治疗提供保障。

6. 重视难治性癌痛的诊断和治疗

1）难治性癌痛的诊断

根据最新版《难治性癌症疼痛专家共识（2017年版）》，难治性癌痛是指由肿瘤本身或肿瘤治疗相关因素导致的中、重度疼痛，经过规范化药物治疗1～2周后，患者疼痛缓解仍不满意和（或）不良反应不可耐受。其诊断需同时满足以下两点：①持续性数字分级法评分≥4分和（或）爆发痛次数≥3次/天；②遵循《NCCN临床实践指南：成人癌症疼痛》《成人患者癌症疼痛的管理：ESMO临床实践指南》《癌症疼痛诊疗规范（2018年版）》等相关癌痛治疗指南，单独使用阿片类药物和（或）联合辅助镇痛药物治疗1～2周后，患者疼痛缓解仍不满意和（或）出现不可耐受不良反应。

对于难治性癌痛患者，阿片类药物治疗是基石。通常需要根据癌痛机制的不同联合非甾体类药物和（或）辅助镇痛药物，一般不建议2种以上阿片类药物同时使用。如出现下列情况时需要进行阿片类药物转换或改变给药途径：①疼痛得到控制，但患者出现不能耐受的不良反应；②通过增加剂量未达到满意的镇痛效果，但不良反应增加。同时，应当根据癌症患者疼痛的性质、程度、正在接受的治疗和伴随疾病等情况，合理地选择止痛药物和辅助镇痛药物，个体化调整用药剂量、给药频率，积极防治不良反应，以期获得最佳止痛效果，且减少不良反应。

2）难治性癌痛的评估

难治性癌痛常见类型分为癌性神经病理性痛、骨转移性癌痛、癌性爆发痛和癌性内脏痛，下面详述不同类型的评估要点。

（1）癌性神经病理性疼痛的评估：癌性神经病理性疼痛是由于肿瘤或肿瘤治疗过程中对感觉神经系统造成的损伤或疾病所引起的疼痛，临床表现除自发性疼痛、痛觉过敏、异常疼痛外，常伴随焦虑、抑郁等情绪障碍。2008年，国际疼痛学会（International Association for the Study Pain，IASP）提出神经病理性疼痛分级诊断标准并被广泛应用。临床上推荐使用ID疼痛量表进行神经病理性疼痛筛查，推荐使用2016年IASP神经病理性疼痛特别兴趣小组制定的神经病理性疼痛评估分级系统做进一步诊断。癌性神经病理性疼痛的评估目的是正确识别损伤的神经。

（2）骨转移性癌痛的评估：骨转移性癌痛指恶性肿瘤转移到骨所引起的疼痛。骨转移性癌痛包括静息时持续性疼痛和自发性爆发痛，以及因机体活动导致的诱发性爆发痛等。骨转移静息性癌痛可采用常规癌痛的评估方法，骨转移自发性或诱发性癌痛可参考爆发痛的评估方法进行评估。预测即将发生的病理性骨折、椎体不稳定和预防性固定是关键问题，既要筛选出风险人群又要避免过度治疗。目前，Mirels评分系统是预测病理性骨折方面使用最广泛的工具，在预测评估椎体不稳定方面，临床上多采用脊柱肿瘤不稳定评分（spinal instability neoplastic score，SINS）。临床评估骨转移性癌痛及后续治疗的目标包括缓解疼痛和预防骨相关事件的发生。

（3）癌性爆发痛的评估：癌性爆发痛指在患者充分应用镇痛药物、背景痛控制相对稳定的前提下，自发或在某些可预知或不可预知因素的诱发下突然出现的短暂疼痛加剧。爆发痛的临床管理具有挑战性，出现爆发痛意味着肿瘤的发展导致了更严重的骨、内脏或神经损伤。

癌性爆发痛需进行全面评估，包括疼痛发作情况、与背景痛的关系、对生活质量的影响、既往治疗的疗效和不良反应，以及爆发痛解救 15～30 min 后的疗效评估和不良反应。目前，主要用于癌症患者的评估工具是阿尔伯塔爆发痛评估工具（Alberta breakthrough pain assessment tool，ABPAT）和爆发痛评估工具（breakthrough pain assessment tool，BAT）。

（4）癌性内脏痛的评估：癌性内脏痛是由于胸腔、腹腔或盆腔肿瘤引起原发或继发性损害所导致的疼痛，是临床最多见的癌痛之一。诊断癌性内脏痛需要满足以下两点：①有明确的内脏肿瘤；②肿瘤原发部位或肿瘤转移部位存在疼痛。癌性内脏痛的临床表现多种多样，目前缺乏特异性评估工具。评估内脏痛应遵循癌痛全面评估原则。

3）难治性癌痛治疗的基本思路

难治性癌痛常属于混合型疼痛，兼具伤害感受性疼痛和神经病理性疼痛的特点。肿瘤或治疗导致疼痛的主要机制：①直接损伤感觉神经；②肿瘤及周围炎症细胞释放促炎性细胞因子（如肿瘤坏死因子-α 等）；③肿瘤的持续性生长造成急性疼痛持续存在，极易形成外周或（和）中枢神经的敏化。根据癌痛发生的病因及疼痛的病理生理学机制，难治性癌痛的治疗可以从以下几个方面入手。①去除疼痛的来源：以控制肿瘤病灶为目标，识别导致疼痛的靶点，采用放疗、化疗、介入治疗等治疗肿瘤的技术，疼痛科多采用化学毁损、物理毁损、粒子植入等技术；②改变中枢神经对疼痛的感受：应用阿片类药物、镇静药物等；③改变疼痛向中枢神经的传导：应用阿片类药物（吗啡、氢吗啡酮）、离子通道药物（加巴喷丁、普瑞巴林、阿米替林、文拉法辛）、NMDA 受体阻断剂（氯胺酮）；④阻断疼痛向中枢神经传导的路径：各种神经阻滞或毁损术。

4）难治性癌痛治疗原则

WHO 最新提倡的"四阶梯"治疗：在三阶梯疗法之上增加疼痛微创介入治疗，即第四阶梯疗法。对慢性和中重度疼痛及难治性癌痛可弱化第二阶梯，直接进入第三和第四阶梯治疗。微创介入治疗适应证者推荐早期应用，以提高镇痛效果，改善躯体功能，降低药物剂量。在此基础上，联合辅助药物，重视爆发痛和不良反应的处理及微创介入治疗，并辅以心理干预。

5）常见类型难治性癌痛的治疗推荐意见

近年来，对于诊断明确的难治性癌痛，各种微创介入治疗技术的开展为难治性癌痛的治疗提供了有效的解决方案。常用的技术包括患者自控镇痛（patient-controlled analgesia，PCA）、神经毁损术（neurolysis，NL）、椎体成形术（percutaneous vertebroplasty，PVP）、放射性粒子植入术（radioactive particle implantation，RPI）和鞘内注射给药系统（intrathecal drug delivery system，IDDS）等。

（1）癌性神经病理性疼痛：癌性神经病理性疼痛应考虑联合使用辅助镇痛药物，以阿片类药物为基础，辅助镇痛药物以抗惊厥药物和（或）抗抑郁药物为首选，必要时可增加非甾体类药物或类固醇激素。有微创介入治疗适应证者推荐早期应用，以提高镇痛效果、改善躯体功能、降低药物剂量。

（2）骨转移性癌痛：骨转移性癌痛应遵循全身药物治疗和局部治疗相结合的模式。局部治疗包括姑息性放疗和微创介入治疗。全身药物治疗推荐阿片类药物、非甾体类药物、双磷酸盐、地诺单抗或地舒单抗、放射性核素等联合应用。对于自发性与诱发性骨痛的发生，应尽量减少诱因，同时处方救援镇痛药物。

（3）癌性内脏痛：在应用阿片类药物基础上，考虑联合辅助镇痛药物，以抗抑郁药物为首选，并根据原因不同给予对应治疗；同时可针对内脏神经支配区域或肿瘤侵犯的部位采用微创介入治疗。

（4）其他临床常见难治性癌痛：其他常见的脑脊髓膜转移痛、盆底会阴痛、治疗后臂丛神经受损上肢静脉淋巴回流受阻痛、幼儿疼痛等，应采用个体化的治疗原则，早期应用微创介入治疗或其他有效手段。对于各种手段都无效的终末期患者，可采用临终难治性癌痛的镇静。心因性疼痛可转至精神科治疗。难治性癌痛的诊疗流程见图1-12。

1.3　癌痛全程管理技术流程及规范

临床上，癌痛的全程管理涉及癌痛的诊断、规范治疗、动态评估、定期随访、院外治疗等方面。全程规范化治疗癌痛可有效提高肿瘤患者的生活质量，进一步提升抗肿瘤疗效。通过总结多年来的临床实践经验，本书总结了癌痛全程管理的技术规范，并形成切实可行的管理流程。

1.3.1　癌痛全程管理总则

患者入院后，相关医护人员对患者进行综合评估，明确患者疼痛发生的病因及机制，根据疼痛性质分为一般性癌痛和难治性癌痛，之后进行个体化治疗（图1-13），必要时进行MDT讨论，制定最佳治疗方案。治疗过程中动态评估疼痛控制、不良反应等，及时调整药物剂量、剂型及治疗方法。此外，对患者及其家属进行细致的癌痛相关宣教。

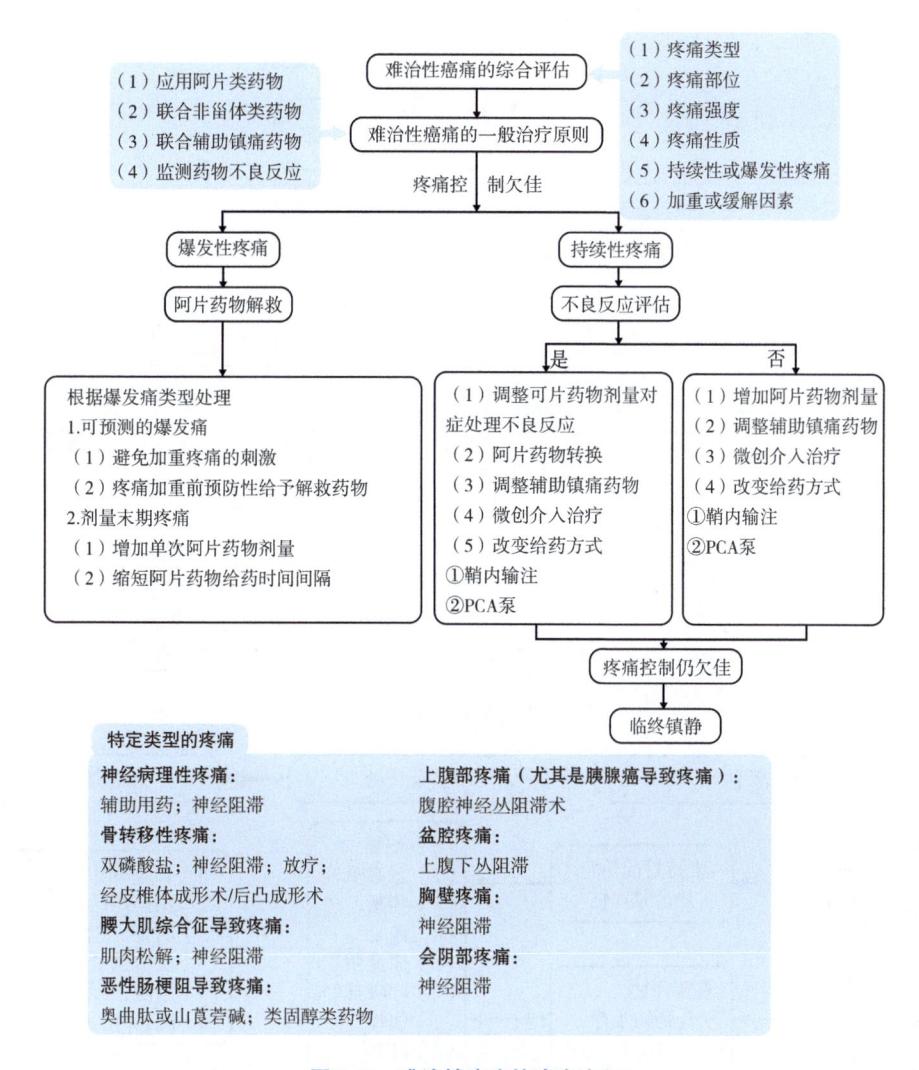

图 1-12 难治性癌痛的诊疗流程

难治性癌痛的综合评估
（1）疼痛类型
（2）疼痛部位
（3）疼痛强度
（4）疼痛性质
（5）持续性或爆发性疼痛
（6）加重或缓解因素

难治性癌痛的一般治疗原则
（1）应用阿片类药物
（2）联合非甾体类药物
（3）联合辅助镇痛药物
（4）监测药物不良反应

疼痛控制欠佳

爆发性疼痛 → 阿片药物解救

根据爆发痛类型处理
1. 可预测的爆发痛
  （1）避免加重疼痛的刺激
  （2）疼痛加重前预防性给予解救药物
2. 剂量末期疼痛
  （1）增加单次阿片药物剂量
  （2）缩短阿片药物给药时间间隔

持续性疼痛 → 不良反应评估

是：
（1）调整可片药物剂量对症处理不良反应
（2）阿片药物转换
（3）调整辅助镇痛药物
（4）微创介入治疗
（5）改变给药方式
  ①鞘内输注
  ②PCA泵

否：
（1）增加阿片药物剂量
（2）调整辅助镇痛药物
（3）微创介入治疗
（4）改变给药方式
  ①鞘内输注
  ②PCA泵

疼痛控制仍欠佳 → 临终镇静

特定类型的疼痛

神经病理性疼痛：
辅助用药；神经阻滞

骨转移性疼痛：
双磷酸盐；神经阻滞；放疗；
经皮椎体成形术/后凸成形术

腰大肌综合征导致疼痛：
肌肉松解；神经阻滞

恶性肠梗阻导致疼痛：
奥曲肽或山莨菪碱；类固醇类药物

上腹部疼痛（尤其是胰腺癌导致疼痛）：
腹腔神经丛阻滞术

盆腔疼痛：
上腹下丛阻滞

胸壁疼痛：
神经阻滞

会阴部疼痛：
神经阻滞

图 1-12 难治性癌痛的诊疗流程

1.3.2 癌痛的持续全程管理

癌痛的治疗需要持续的全程管理（图 1-14），经规范治疗后动态评估患者的疼痛控制情况，若数字分级法评分 ≤ 4 分，则继续维持当前治疗方案，并继续定期评估；若数字分级法评分 > 4 分，则重新评估病情，或联合疼痛辅助药物，或进行 MDT 制定综合治疗方案。同时密切关注阿片类药物不良反应，如便秘、恶心、呕吐、嗜睡、呼吸抑制等，及时对症处理。此外，强化患者教育，普及镇痛知识、药物不良反应的预防、出院后用药、动态随访等知识。

图 1-13　癌痛全程管理总则

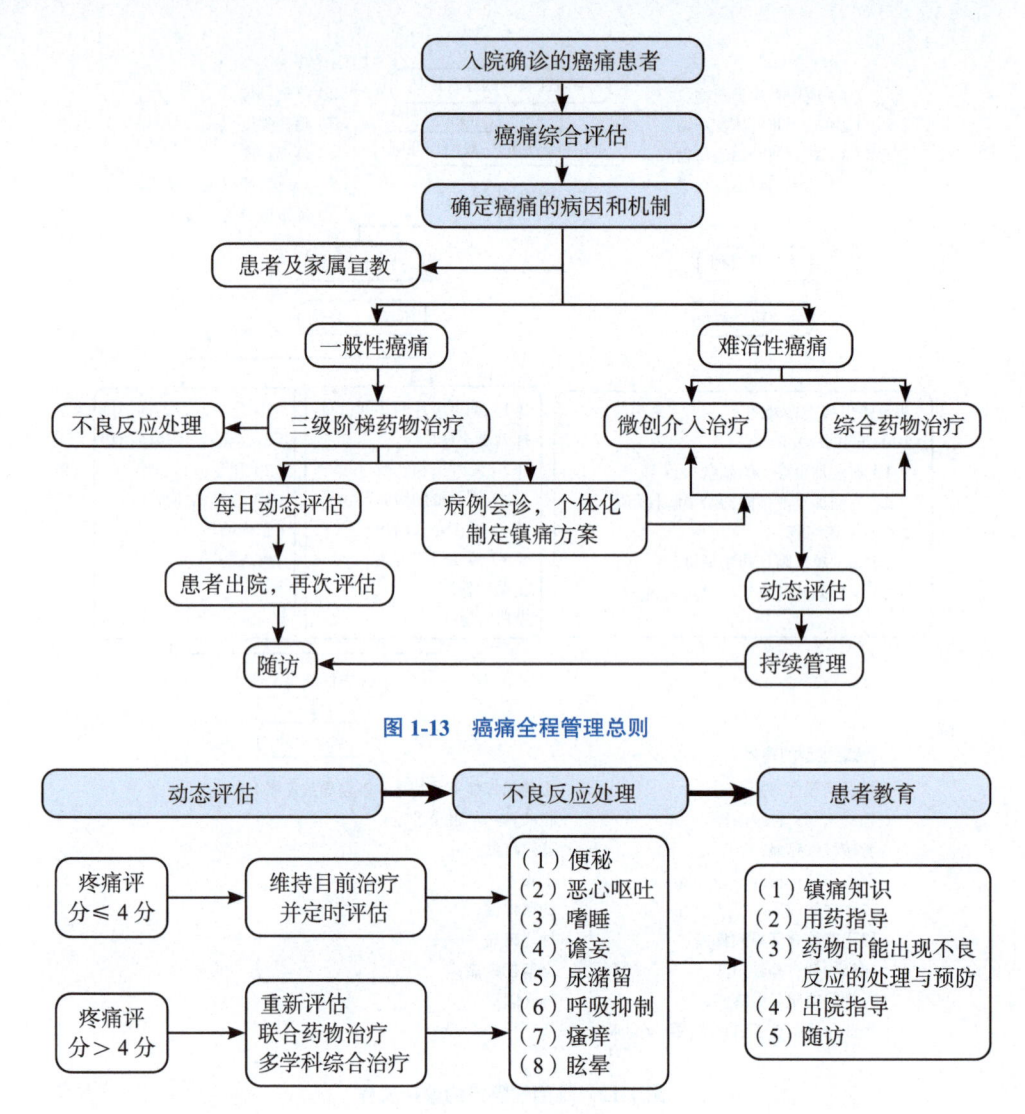

图 1-14　癌痛持续全程管理

1.3.3　癌痛的诊疗流程

患者入院后充分采集病史及体格检查，结合检查检验结果判断患者疼痛为癌痛还是非癌痛。如果为后者则给予对因治疗，如果为癌痛则根据疼痛严重程度评分、按照癌痛三阶梯止痛原则给予相应治疗，并进行疼痛评估、记录及健康宣教（图 1-15）。

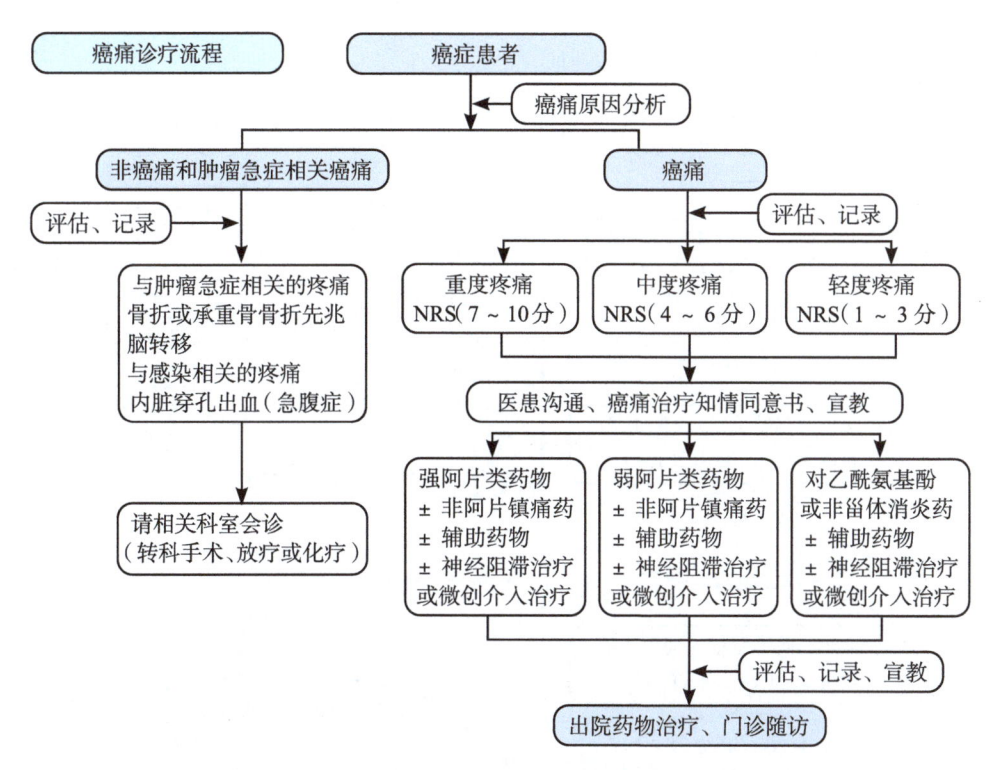

图 1-15　癌痛的诊疗流程

1.3.4　爆发痛的处理流程

爆发痛指阿片类药物对持续性疼痛已形成相对稳定的控制，突然出现的短暂疼痛强度增强的感受。爆发痛分为诱发痛和自发痛，前者可因运动等而诱发，后者无明显诱因，随机发生，不可预测。对于中晚期肿瘤，抗肿瘤治疗不能有效控制肿瘤时，病因治疗则显得极为困难，需要及时给予对症治疗。目前，国内外关癌性爆发痛的治疗报道均是基于阿片类药物为主导的解救治疗，患者往往在出现疼痛后再给予解救药物。因此，疼痛的缓解具有滞后性。国内仍以传统的即释吗啡作为主要的解救药物。在国内暂无快速起效癌性爆发痛解救药物的现状下，推荐 PCA 至关重要，一方面可以给予患者有效的癌性爆发痛解救，另一方面也可以给予及时的背景药物滴定。患者可根据疼痛的程度及时给药，可及时有效地控制爆发痛，具体剂量调整方案可参考图 1-16。治疗癌性爆发痛的 PCA 技术，一般采用静脉或皮下途径给药，临床常用的药物包括吗啡和盐酸氢吗啡酮注射液。采用 PCA 技术不仅起效迅速、疗效安全，而且可有效地节省医疗资源。

爆发痛的处理流程

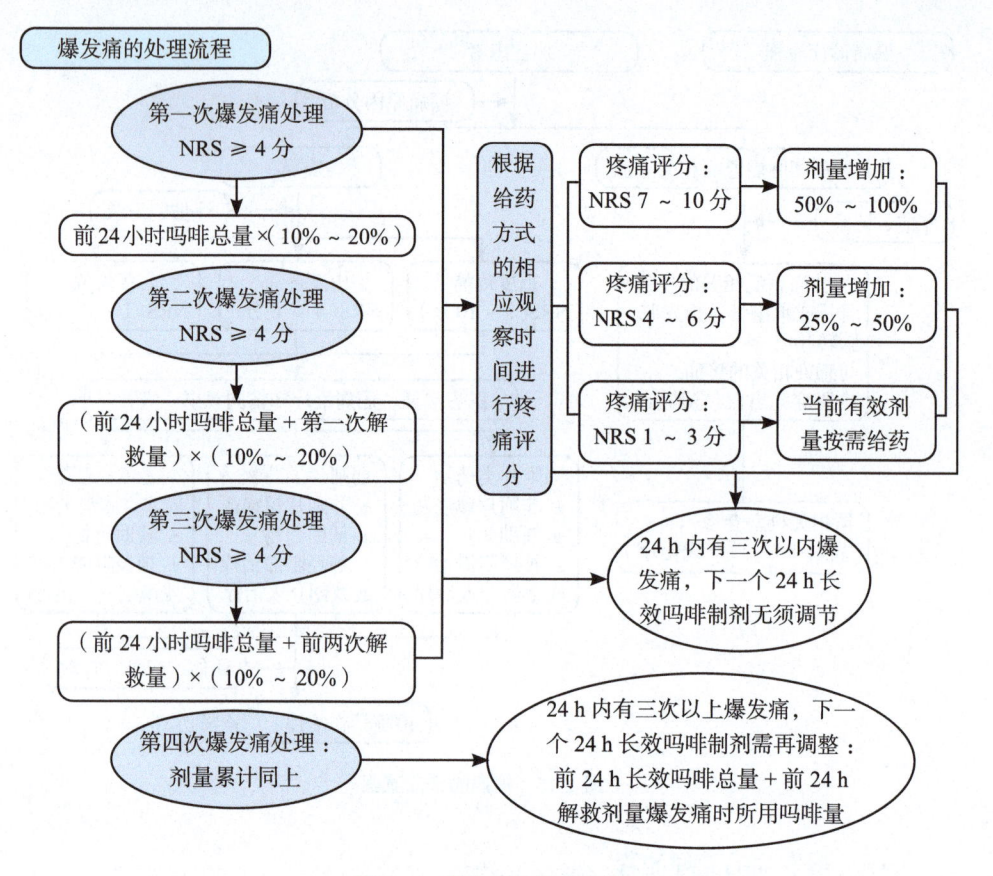

图 1-16　爆发痛的处理流程

1.3.5　阿片类药物过量中毒急救流程

阿片类药物调节在中枢神经系统末端传入神经、周围神经系统和胃肠道的伤害感受。阿片类药物主要激动 3 个阿片受体：μ、κ 和 δ。阿片受体是跨膜蛋白，类似于其他 G 蛋白偶联受体，被外部分子激活时产生构象改变，从而导致细胞内功能的某些变化。阿片类药物过量或中毒的临床表现为针尖样瞳孔、呼吸抑制［呼吸频率降低（＜ 8 次 /min），或潮气量减少、潮式呼吸、紫绀等］，嗜睡甚至昏迷，骨骼肌松弛，皮肤湿冷，有时可出现心动过缓和低血压。极度过量时出现呼吸暂停、深昏迷、循环衰竭、心脏停搏甚至死亡。因此，临床诊断阿片类药物过量或中毒的项目有呼吸频率（如＜ 8 次 /min）、节律、深度、动脉血氧饱和度、瞳孔、血压、脉搏、意识等。

阿片类药物中毒的解救药物包括纳洛酮、纳美芬、烯丙吗啡等，临床最常用的是纳洛酮。如果出现中毒临床表现，阿片血浆浓度达到峰值，但患者仍处于清醒状态时应立即停药及监测患者生命体征，直至呼吸状态改善。若此时患者处于不清醒状态及呼吸抑制时，解救治疗如下：①保持呼吸道通畅，辅助或控制通气；②呼吸复苏；③使用阿片拮抗剂：遵医嘱给予纳洛酮 0.2～0.4 mg 加入 10～20 mL 生理盐水中，静脉缓慢推注；或者，多次小剂量注射纳洛酮（10 mL 生理盐水含 0.1 mg 纳洛酮），必要时每 2 分钟增加 0.1 mg；④输液速度根据病情决定，严密监测患者的生命体征变化，重点观察呼吸频率，直到患者恢复自主呼吸；⑤解救治疗应考虑阿片类缓释片在体内持续释放的问题；⑥口服用药中毒者必要时洗胃，具体操作流程可参考图 1-17。

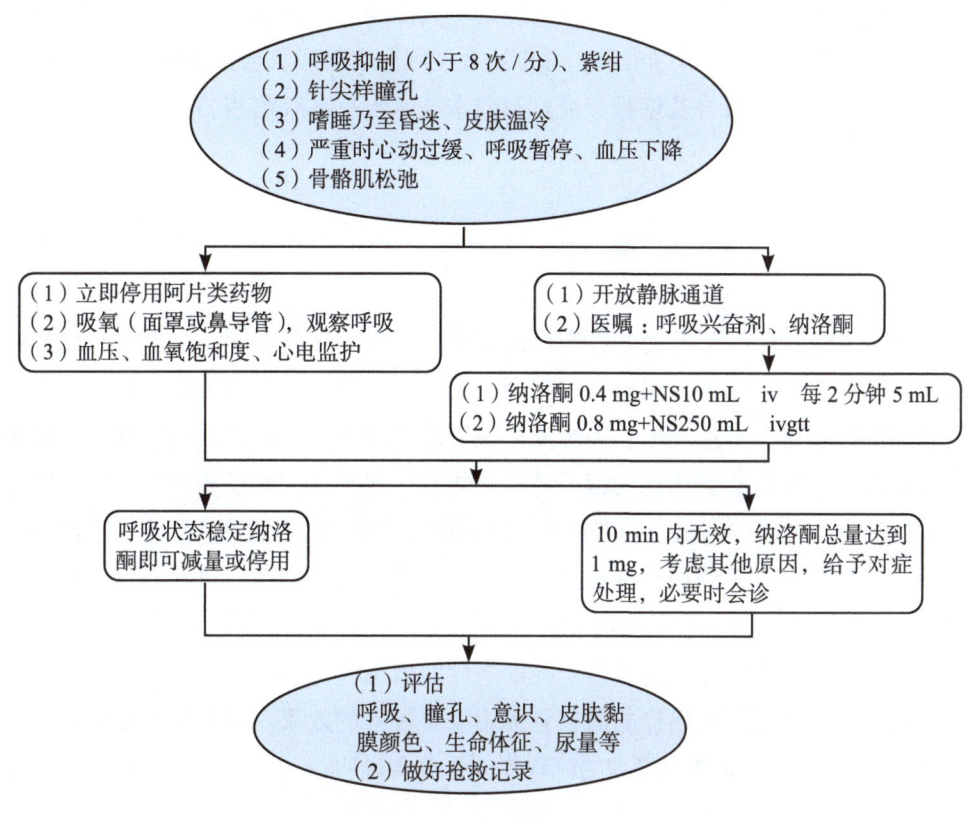

图 1-17　阿片类药物过量中毒急救流程

1.3.6　E-warm 创新诊疗模式

结合我国当前姑息治疗现状，本课题研究组提出了 E-Warm 肿瘤创新综合诊疗技术。E-warm 模型的具体含义为 E-Early，姑息治疗早期介入患者抗肿瘤治疗的过程；W-Whole，姑息治疗应贯穿肿瘤治疗全过程，为患者提供身心全方位的呵护；A-Assessment，评价患者状况、整体需求；R-Revaluation，动态评估，根据临床反馈持续改善干预策略；M-MDT 诊疗模式，肿瘤姑息治疗的多学科会诊。

应用 E-warm 姑息治疗策略，将不同量表如生活质量 FACT-L 量表、心理焦虑抑郁量表（HADS、PHQ-9）、肿瘤营养不良综合评定量表（PG-SGA 评分）、数字分级法癌痛动态评估或治疗量表等有机结合起来，动态评估患者的症状，并评价早期姑息治疗的整体效果。有临床研究数据表明，基于 E-warm 模型的姑息治疗策略，对于提高晚期肺癌患者生活质量，延长患者生存时间、降低医疗费用、减轻社会家庭负担等起重要作用。该技术是以中国文化为基础、以患者为中心的"精准"诊疗，具有中国特色的以病因、疼痛及营养诊疗为主、症状管理为辅的肿瘤整合治疗模式，国内首创，获得相关发明专利多项。该技术成果已入选相关领域中国专家共识、指南及医学专著，并多次在国际著名学术大会如 ASCO、ESMO、WCLC 等进行专题报告及壁报交流。目前本技术水平在肿瘤相关领域处于领先地位，为国内一流水平。

1.4　癌痛居家管理技术流程

目前，国内外对于癌痛的管理模式多集中于患者住院期间，很少针对居家癌痛患者。随着癌症三阶梯镇痛方案和规范化疼痛治疗的宣传和实践，院内癌痛的治疗和控制获得了迅速发展。但患者出院后环境改变、专业人员指导缺失、药物不良反应、对镇痛药物认识的偏差等因素导致癌痛加重或者癌痛反复发作，因此难治性癌痛患者的居家治疗需要给予关注。建立规范、科学的癌痛居家管理流程，有助于出院后患者癌痛的良好控制，有利于提高患者的生活质量和治疗依从性、满意度，延长生存期、改善生活质量。

近年来，笔者所在科室致力于晚期恶性肿瘤患者癌痛的诊治，探索了癌痛居家管理技术与规范，在癌痛的居家管理中取得较好的效果。现将团队整理和总结的 PCA 技术用于癌痛居家管理的流程作如下简要说明。

1.4.1　签署知情同意书

详细告知治疗目的、不治疗可能发生的后果、镇痛药物不良反应、PCA 输注相关不良反应。患者或法定代理人充分知情同意后签字确认。

1.4.2　建立门诊患者诊疗流程

1.疼痛门诊医师接诊

2.医护人员对患者进行全面疼痛评估

评估内容包括疼痛病因、性质、部位、程度、时间、加重或减轻的因素，止痛治疗情况及效果、重要器官功能情况、心理精神情况、对正常活动的影响、家庭及社会支持及既往史等情况。

3. 医师开具镇痛方案医嘱，疼痛护士进行配置

4. 观察患者生命体征

使用心电监护，监测患者的脉搏、血压、血氧饱和度 30 min，无异常后交代患者或家属熟悉 PCA 操作。

5. 疼痛专科护士进行护理

安装和调试 PCA 泵，并告知患者及其家属相关注意事项。

1.4.3 建立癌痛患者居家管理的随访机制

1. 建立癌痛居家治疗人员的信息登记手册

记录患者姓名、性别、ID 号、家庭住址、联系电话等。

2. 带泵居家镇痛治疗的要求

调整好药物浓度后，患者带泵居家进行镇痛治疗，阿片类药物使用完后返院评估，视具体情况重新开具处方。

3. 建立随访数据记录手册

详细记录 PCA 泵速、按压间隔、有效按压次数、患者报告的爆发痛次数、日累计使用药物剂量、数字分级法评分及便秘、恶心、呕吐等不良反应等。

作者：张均辉　杨列军

第2章
癌痛的营养全程管理流程及规范

2.1 癌痛患者营养不良的现状及其重要性

恶性肿瘤作为一种消耗性疾病,临床上40%~80%的肿瘤患者会伴有不同程度的营养不良,70%的晚期肿瘤患者以疼痛为主要症状,患者的营养状况、镇痛药物的使用及给药方式等因素均可能对患者的疼痛程度产生影响。

癌痛在多个层面对患者的进食产生负面影响。具体而言,疼痛可导致食欲下降,胃肠功能失调,减少营养吸收,并可能激发交感神经的兴奋,进而抑制胃肠功能蠕动,造成饱胀感和营养不良。同时,癌痛通过多种机制影响全身的营养代谢。研究指出,癌痛作为一种应激因素,可诱发机体产生严重的应激反应,使内分泌激素异常分泌,交感神经系统过度兴奋,抑制胃肠道蠕动,降低平滑肌张力,同时提高括约肌张力,从而引发胃肠绞痛、饱胀感、腹胀、恶心、呕吐等症状,最终导致营养不良和代谢紊乱。此外,用于缓解癌痛的常用治疗药物包括阿片类和非阿片类药物,这些药物的不良反应同样会对机体的营养代谢产生影响。例如,阿片类药物可能激活胃肠道的阿片类受体,引起恶心、呕吐、便秘等消化道症状,进而影响营养物质的摄取。非阿片类药物中的代表药物非甾体抗炎药通过抑制前列环素的生成,存在引发胃肠道溃疡的风险,以及干扰营养物质的摄入及吸收。

营养不良也是慢性疼痛患病的危险因素,营养状况不佳常伴随着乏力、恶心、呕吐、疼痛、失眠、食欲缺乏、便秘和腹泻等症状的加剧。肿瘤患者中营养不良的发生率较高,据文献报道,15%~40%的肿瘤患者确诊时已存在营养不良,且抗肿瘤治疗可进一步提高营养不良的发生率。我国三甲医院的住院肿瘤患者轻、中、重度营养不良总发生率达80.4%,其中,患者中度以上营养不良占比达58.2%。营养不良使临床结局恶化、生存时间缩短、生活质量降低。相反,营养治疗能够显著改善患者的临床结局、延长其生存时间,并提高生活质量,同时还能节约医疗费用。肿瘤相关性营养不良指由于肿瘤组织等产生的细胞因子和其他原因的炎症细胞因子，导致蛋白质合成功能受损和体重减少等营养不良状态。近年来，多种营养物质与癌痛的相关性得到深入研究，包括维生素类、镁元素、咖啡因、姜黄素、辣椒素及多不饱和脂肪酸等，这些物质均被发现可能通过不同机制影响疼痛的发生和发展。

癌痛与营养不良均是肿瘤患者常见的伴随症状，两者息息相关，疼痛刺激会从多个维度影响机体的营养代谢状况；同时，机体的营养代谢状况也会对癌痛产生反作用。研究显示，营养风险筛查评分与患者疼痛强度之间呈正相关，即营养状况差的患者常伴随着更高的疼痛强度。在采用芬太尼透皮贴剂治疗的癌痛患者中，疼痛控制效果与患者皮下脂肪厚度相关，营养状况良好的患者由于皮下脂肪含量较高，吸收效果更佳，因此在疼痛控制方面明显优于营养状况较差的患者。

营养治疗指为患者提供适宜的营养素以满足机体营养需求，纠正营养不良状态。营养治疗的实施途径主要分为肠内营养和肠外营养两种。肠内营养指具有胃肠道消化吸收功能的患者，因机体病理、生理改变或某些治疗的特殊要求，需要通过口服或管饲等方式给予营养制剂，经胃肠道消化吸收，提供能量和营养素，以满足机体代谢需要的营养支持疗法。而肠外营养则是通过非肠道途径，即通过静脉输注的方式向患者提供能量和各种营养素，旨在纠正或预防营养不良，保持机体的营养平衡。

癌痛患者已成为营养不良的高风险群体，10%～20%的癌症患者死于营养不良，而非肿瘤本身。依据整合医学的理念，鉴于肿瘤的复杂性，其诊断与治疗过程需要多学科的医务专业人员共同参与讨论与决策，只有通过多学科团队的协作诊疗，才能实现准确诊断和有效治疗。在这一过程中，营养治疗作为MDT的关键组成部分，其在癌痛管理中的重要性正日益凸显。

对于癌痛患者，肿瘤营养疗法需贯穿于肿瘤治疗的全过程，并与其他治疗手段相结合。本书将对如何规范地进行全程营养管理进行详尽阐释。

2.2 肿瘤营养的部分相关概念

1. 营养风险

现有的或潜在的与营养有关的导致患者出现不良临床结局（如感染相关并发症发生率增高、住院时间延长、住院费用增加等）的风险。

2. 营养不良

一种不正常的营养状态，由能量、蛋白质及其他营养素不足或过剩造成的组织、形体和功能改变及相应的临床表现。

3. 营养不足

主要指能量或蛋白质摄入不足或吸收不良的一种不正常营养状态，常伴有一种或多种微量营养素缺乏。临床上的营养不良通常指营养不足，根据营养素缺乏情况，将营养不良分为3种类型。①能量缺乏型：以能量摄入不足为主，表现为皮下脂肪、骨骼肌显著消耗和内脏器官萎缩。②蛋白质缺乏型：蛋白质严重缺乏而能量摄入基本满足者称为水肿型营养不良。③混合型：能量与蛋白质均缺乏者称为混合型营养不良，又称蛋白质-能量营养不良，是肿瘤患者最常见的一种营养不良类型。

2.3　癌痛的营养筛查、评估和诊断

营养诊断是营养治疗的前提，营养不良的三级诊断与营养不良的治疗密切相关。一级诊断的核心在于识别营养不良风险，属于早期诊断阶段，此时患者可能仅需接受营养教育，而无须人工营养；二级诊断旨在发现营养不良，属于中期诊断阶段，此时患者可能仅需人工营养；三级诊断则揭示了营养不良已进入严重阶段，影响到器官功能，此时通常需要采取综合治疗措施，而不仅是单纯的营养补充。

肿瘤患者的营养诊断应该遵循三级诊断原则，第一级诊断：营养筛查；第二级诊断：营养评估；第三级诊断：综合评价。癌痛患者同样遵循这样的原则，通过营养评估，患者的营养不良及严重程度已经明确，为了进一步了解营养不良的原因、类型及结局，需要对患者进一步实施多维度调查，也称为综合评价。癌痛患者的疼痛部位、疼痛类型、疼痛持续时间、疼痛药物的使用，是否因疼痛影响进食等均应作为综合评价的内容。

2.3.1　营养筛查

营养状况作为患者的基本生命体征之一，所有患者都应常规接受营养筛查。住院患者在入院后24 h内完成，门诊患者则由负责接诊的医务人员，包括医师、营养师、护士等进行。通常情况下，营养风险的存在表明有必要制订相应的营养治疗方案，但这并不意味着立即启动营养治疗，是否需要及如何进行营养治疗，还需依据进一步营养评估决定。在我国，营养筛查结果呈阳性已成为肠外肠内营养制剂使用和医疗保险支付的前提条件。

本书主要介绍营养风险筛查2002量表（表2-1），该筛查工具综合考虑了机体本身的营养状态，并结合因临床疾病的代谢性应激、年龄等因素所造成的营养

功能障碍。对恶性肿瘤患者应进行营养风险筛查，这是营养诊治流程的第一步。营养风险筛查2002量表评分≥3分者，具有营养风险，应根据患者的临床情况，进一步进行营养状况评估；营养风险筛查2002量表评分＜3分者，住院期间应每周筛查1次。

表2-1 营养风险筛查2002量表

A. 营养状态有关评分（取最高分）：□0分 □1分 □2分 □3分	
评分0分	正常营养状态
评分1分	3个月内体重丢失＞5%； 或前1周的食物摄入为正常食物需求的50%~75%
评分2分	2个月内体重丢失＞5%； 或体重指数在18.5~20.5 kg/m²，并全身情况受损； 或前1周的食物摄入为正常食物需求的25%~50%
评分3分	1个月内体重丢失＞5%（3个月内＞15%）； 或体重指数＜18.5 kg/m²，并全身情况受损； 或前1周的食物摄入为正常食物需求的0~25%
B. 疾病严重程度评分（取最高分）：□0分 □1分 □2分 □3分	
评分0分	正常营养需求
评分1分	髋骨折、慢性疾病有急性并发症；肝硬化、慢性阻塞性肺疾病、长期血液透析、糖尿病、恶性肿瘤
评分2分	腹部大手术、脑卒中、重度肺炎、血液系统恶化肿瘤
评分3分	头部损伤、骨髓移植、重症监护的患者（急性生理学和慢性健康状况评价评分＞10分）
C. 年龄评分：□0分 □1分	
评分0分	年龄＜70岁
评分1分	年龄≥70岁

注：营养风险筛查2002量表评分=A+B+C。若营养风险筛查2002量表评分≥3分，则提示患者存在营养风险，应进行营养评估，并制订和实施营养治疗计划。

2.3.2 营养评估

在完成营养风险筛查后，对于存在营养风险的恶性肿瘤患者，需进行营养评估，以便为制订营养支持计划提供科学依据。对于特定患者群体，包括肿瘤患者、重症患者及老年患者（≥65岁），不论其一级诊断（营养筛查）结果如何，即便筛查结果为阴性，也应常规进行营养评估。这是因为这些群体的营养筛查可能存在较高的假阴性。营养评估应在患者入院后48 h内由具备专业资质的营养人员（包括营养护士、营养师或医师）完成。在肿瘤患者中，最常用的营养状况评估工具为患者主观整体营养状况评量表（patient-generated subjective nutrition assessment, PG-SGA）（表2-2）。该量表前4个部分由患者自行评估，后3个部分由医务人员（包括医师、护士或营养师）进行评估，总体评估结果包括定量评估和定性评估两种形式，评估结果及其意义的解读见表2-3。通过营养评估，患者可被分为无营养不良和营养不良两类。对于无营养不良的患者，无须进行营养干预，而营养不良患者则应对其严重程度进行分级，并进一步完成整合评价，或同时开展相应的营养治疗。

表2-2　患者主观整体营养状况评估表

1. 体重（工作表1）

目前我的体重约为____kg
目前我的身高约为____cm
1个月前我的体重约为____kg（0~4）
6个月前我的体重约为____kg（0~4）
在过去的2周，我的体重：
□减轻（1）　　□没变化（0）　　□增加（0）

本项计分_____

2. 进食情况

在过去的1个月里，我的进食情况与平时情况相比：
□没变化（0）　　□比以往多（0）
□比以往少（1）
我目前进食：
□正常饮食，但比正常情况少（1）
□软饭（2）
□流食（3）
□只能进食营养制剂（3）
□几乎吃不下什么（4）
□只能通过管饲进食或静脉营养（0）

本项计分_____

3. 症状

近2周来，我有以下问题影响我摄入足够的饮食：
□吃饭没有问题（0）
□没有食欲，不想吃（3）
□恶心（1）　　□呕吐（3）
□便秘（1）　　□腹泻（3）
□口腔溃疡（2）　□口干（1）

续表

- □ 感觉食品没味，变味（1）
- □ 食物气味不好（1）
- □ 吞咽困难（2）　□ 一会儿就饱胀了（1）
- □ 疼痛；部位____（3）
- □ 其他_____（例如：抑郁，经济问题，牙齿问题）（1）

本项计分_____

4. 活动和身体功能

在过去的1个月，我的活动：
- □ 正常，无限制（0）
- □ 不像往常，但是还能够起床进行轻微的活动（1）
- □ 多数时候不想起床活动，但卧床或坐椅时间不超过半天（2）
- □ 几乎干不了什么，1天内多数时间都卧床或坐在椅子上（3）
- □ 几乎完全卧床，无法起床（3）

本项计分_____

A 评分_____

5. 疾病与营养需求的关系（工作表2）

相关诊断_____原发疾病的分期 Ⅱ Ⅲ Ⅳ；其他　年龄_____岁

疾病	评分（1）	疾病	评分（1）
癌症	□	开放性伤口或瘘或压力性溃疡	□
艾滋病	□	创伤	□
呼吸或心脏病恶病质	□	年龄超过65岁	□

总分 B_____

6. 代谢方面的需求（工作表3）

□ 无应激　　□ 轻度应激　　□ 中度应激　　□ 高度应激

应激	无（0分）	轻（1分）	中（2分）	重（3分）
发热	□	□ 37.2~38.3 ℃	□ 38.3~38.8 ℃	□ >38.8 ℃
发热持续时间	□	□ <72 h	□ 72 h	□ >72 h
是否用激素（泼尼松）	□	□ <10 mg/d 或相当剂量的其他激素	□ 10~30 mg/d 泼尼松或相当剂量的其他激素	□ >30 mg/d 泼尼松或相当剂量的其他激素

总分 C_____

7. 体格检查表

项目	正常0分	轻度1分	中度2分	严重3分
脂肪储备				
眼眶脂肪垫	□	□	□	□

续表

三头肌皮褶厚度	□	□	□	□
下肋脂肪厚度	□	□	□	□
总体脂肪缺乏程度	□	□	□	□
肌肉状况				
颞肌	□	□	□	□
锁骨部位（胸部三角肌）	□	□	□	□
肩部（三角肌）	□	□	□	□
手背骨间肌	□	□	□	□
肩胛部（背阔肌、斜方肌、三角肌）	□	□	□	□
大腿（四头肌）	□	□	□	□
小腿（腓肠肌）	□	□	□	□
总体肌肉消耗评分	□	□	□	□
液体状况				
踝水肿	□	□	□	□
骶部水肿	□	□	□	□
腹腔积液	□	□	□	□
总体水肿程度评分	□	□	□	□

本项总分 D＿＿＿＿＿＿＿

PG-SGA 总评分：A+B+C+D 总分之和＿＿＿＿＿＿＿

表 2-3 　PG-SGA 评估结果及意义解读

评分结果	营养诊断	代表意义
0～1 分	营养良好	无须进行营养干预，1 个疗程后应常规进行再次营养评估
2～3 分	可疑或轻度营养不良	由营养师、医师对患者及其家属进行营养指导，并根据实验室结果进行药物干预
4～8 分	中度营养不良	需要营养干预及对症治疗
≥9 分	重度营养不良	迫切需要改善症状的治疗和营养干预

2.3.3　综合评价

患者的营养不良及严重程度已经明确，为进一步了解营养不良的原因、类型及后果，需结合患者综合状况进行系统性营养状况评价，包括能量消耗、应激、炎症及代谢，判断患者能量消耗多少、应激程度轻重、炎症水平高低及代谢紊乱有无（图 2-1），以指导临床治疗。

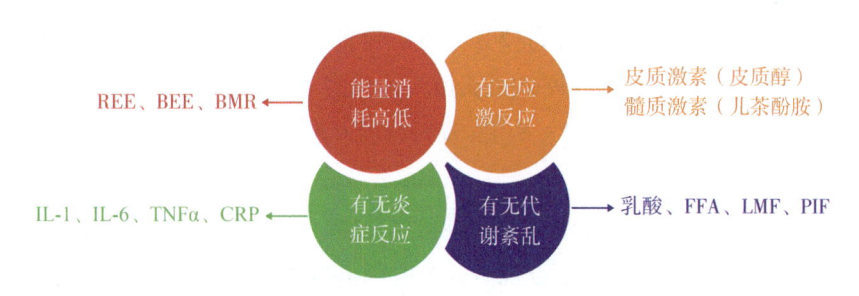

图 2-1 营养综合评价示意

注：该图参考中国抗癌协会肿瘤营养专业委员的营养不良四维度分析理论。REE：静息能量消耗；BEE：基础能耗；BMR：基础代谢率；FFA：游离脂肪酸；LMF：脂质动员因子；PIF：肽类因子；IL-1：白细胞介素-1；IL-6：白细胞介素-6；TNF-a：肿瘤坏死因子-α；CRP：C反应蛋白。

原则上，所有营养不良患者都应进行整合评价。但出于卫生经济学和成本-效益因素考虑，轻、中度营养不良可不常规进行，重度营养不良应常规实施整合评价。一般在入院后 72 h 内由不同学科人员实施。

1. 评价内容

包括能耗水平、应激程度、炎症水平、代谢改变、免疫功能、器官功能、人体组成、精神和心理状况等多维度分析，将营养不良原因分为摄入减少、吸收障碍、需求增加、消耗升高 4 类。

2. 评价方法

常用手段为病史询问、体格检查和体能测定、实验室检查等，重点关注营养相关问题，增加体能与代谢评价。

1）病史询问

在采集现病史及既往史时，应与其他疾病的诊断过程一样，但需重点关注营养相关的病史，包括摄食量的改变、消化系统症状及体重的波动等。膳食调查方法很多，其中以膳食调查软件及 24 h 回顾法较常用，通过膳食调查计算患者每天的能量和各营养素摄入，可以帮助了解患者营养不良的类型（如能量缺乏型、蛋白质缺乏型及混合型）。膳食调查软件可使膳食调查更容易、更准确。健康状况与营养状况密切相关，要了解健康状况，常用卡尔诺夫斯基体力状况（Kar-nofsky performance status，KPS）评分，重点询问能否正常活动、身体有无不适、生活能否自理。严重营养不良多有精神和心理影响，常合并心理障碍，以抑郁多见，老年人可能表现为认知障碍。因此，对于严重营养不良的患者，常规进行心理状况评估是必要的，常用的评估工具包括医院焦虑抑郁量表和患者健康问卷等。

2）体格检查和体能测定

人体学测量包括身高、体重、体重指数、非利手上臂中点周径、上臂肌肉周径、三头肌皮褶厚度、双小腿最大周径等。体格检查要特别注意肌肉、脂肪及水肿、用 SGA 或 PG-SGA 进行营养评估可获得上述信息。体能测定常用平衡试验、4 m 定时行走试验、计时起坐试验、6 min 步行试验及爬楼试验等。

3）实验室检查

包括血常规、基础生物化学、重要器官功能、血浆蛋白质谱、炎症负荷、应激状态和代谢状况等，尤其要重视后 4 个方面的检查。对存在代谢紊乱、炎症负荷水平升高的患者，要实施整合治疗，包括营养教育、人工营养、炎症抑制、代谢调节、体力活动和心理疏导，甚至药物治疗等。无论整合评价正常与否，在治疗原发病 1 个疗程结束后，均应再行整合评价。

2.4 肿瘤营养疗法

治疗肿瘤患者的营养不良应多管齐下，包括抗肿瘤、调代谢、抑炎症、抗氧化及供营养 5 个方面，确切的抗肿瘤治疗是前提，规范的治疗是根本，合理的代谢调节是核心，有效的炎症抑制是关键，适度的氧化修饰是基础。肿瘤营养疗法的基本要求是满足肿瘤患者目标能量及营养素需求，最高目标是调节代谢、控制肿瘤、维护机体功能、提高生活质量及延长患者生存时间。

营养疗法涵盖营养教育及人工营养支持，后者进一步分为肠内营养与肠外营养。在实际应用中，口服营养补充是最为普遍采纳的方法，而部分肠内营养联合部分肠外营养的方式则更为切实可行。在选择营养疗法时，应遵循膳食优先、口服优先、营养教育优先和肠内营养优先的四优先原则（图 2-2）。

1. 分类管理

中国抗癌协会肿瘤营养专业委员会制订了根据营养诊断结果的分类营养治疗临床路径，具体如下：无营养不良者，无须营养干预，直接抗肿瘤治疗；可疑或轻度营养不良者，在营养教育的同时，实施控瘤治疗；中度营养不良者，在营养治疗的同时实施控瘤治疗；重度营养不良者，先进行营养干预 1~2 周，然后同时进行抗肿瘤治疗（图 2-3）。

2. 营养阶梯治疗

中国抗癌协会肿瘤营养专业委员会制订了五阶梯营养治疗原则：首先选择营养教育，然后依次向上晋级选择口服营养补充、全肠内营养、部分肠内营养＋部分肠外营养、全肠外营养（图 2-4）。

五阶梯营养治疗模式中，从下往上和从上向下的切换称为营养过度。从下往上，遵循 60% 原则。当目前阶梯不能满足人体 60% 需求时，应选择上一阶梯，例

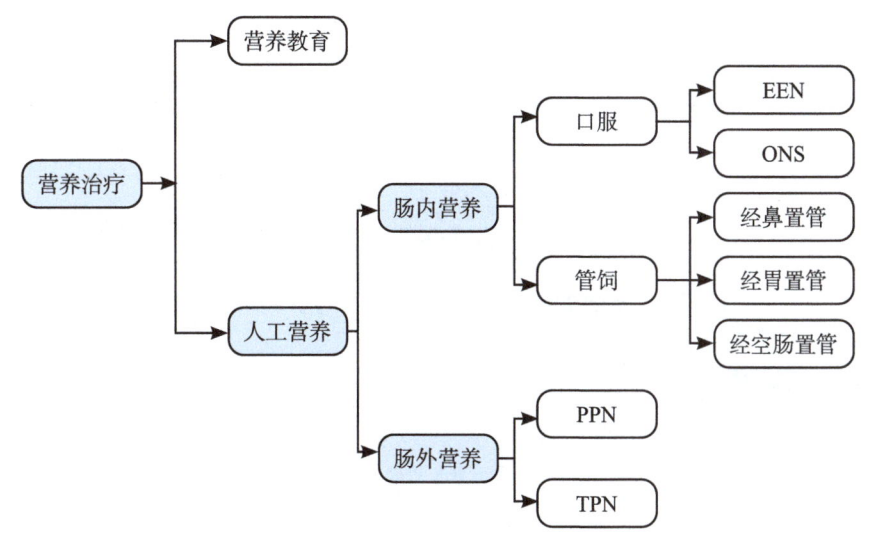

第2章　癌痛的营养全程管理流程及规范　39

图 2-2　肿瘤患者营养疗法

注：该图参考中国抗癌协会肿瘤营养专业委员的营养治疗途径。EEN：完全肠内营养；ONS：口服营养补充；PPN：部分肠外营养；TPN：全肠外营养。

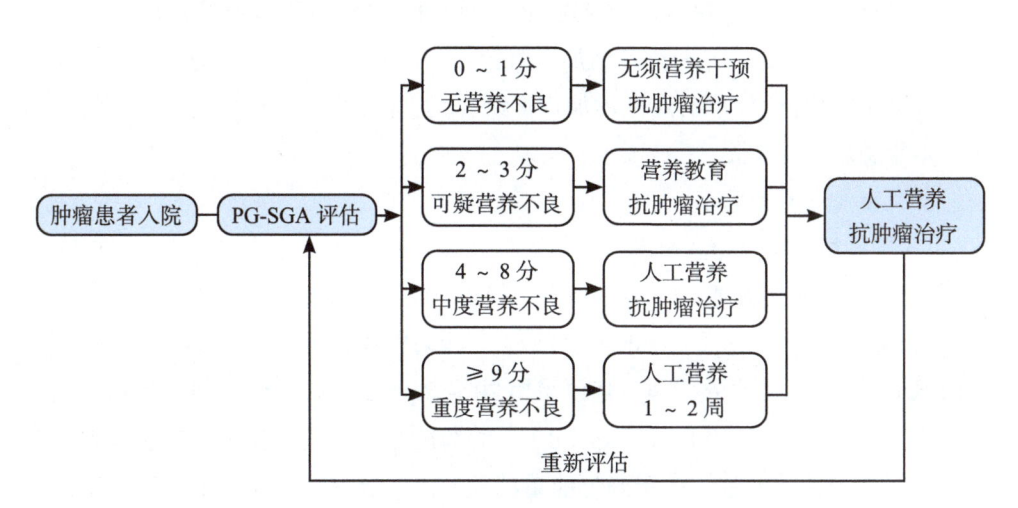

图 2-3　分类营养治疗路径

注：该图参考中国抗癌协会肿瘤营养专业委员的分类营养治疗路径。营养干预包括饮食指导、饮食调整与饮食咨询；人工营养指肠内营养（含口服营养补充及管饲）及肠外营养；抗肿瘤治疗泛指手术、化疗、放疗、免疫治疗等。

如：营养教育不能满足 60% 需求时，应选择口服营养补充；口服营养补充不能满足 60% 需求时，应选择全肠内营养；当全肠内营养不能满足 60% 需求时，应选择肠内营养＋补充性肠外营养；当补充性肠外营养不能满足 60% 需求时，应选择全肠外营养。从上向下，遵循 50% 原则。当下一阶梯能够满足人体 50% 需求时，可

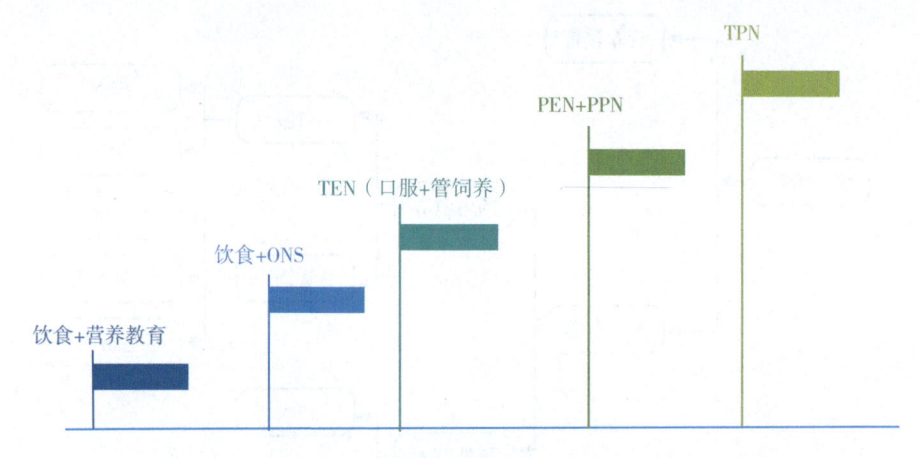

图 2-4　肿瘤患者营养干预五阶梯

注：该图参考中国抗癌协会肿瘤营养专业委员的营养不良的五阶梯治疗。ONS：口服营养补充；TEN：全肠内营养；PEN：部分肠内营养；PPN：部分肠外营养；TPN：全肠外营养。

逐渐减少目前阶梯，同时逐渐增加下一阶梯，例如：肠内营养可满足人体 50% 需求时，可逐渐减少肠外营养，同时逐渐增加肠内营养；口服营养可满足 50% 需求时，可逐渐减少管饲，同时逐渐增加口服营养；日常饮食可满足需求 50% 需求时，可逐渐减少医疗营养，同时逐渐增加日常饮食。营养过渡观察时间：普通患者 3～5 天，危重患者 2～3 天。

3. 能量与营养素需求

1）肿瘤患者能量摄入推荐

推荐采用拇指法则 [25～30 kcal/（kg·d）] 计算能量需求，即卧床患者 20～25 kcal/（kg·d）（1 kcal=4.184 kJ），活动患者为 25～30 kcal/（kg·d）。同时区分肠外营养与肠内营养，建议采用 20～25 kcal/（kg·d）计算非蛋白质能量（肠外营养），25～30 kcal/（kg·d）计算总能量（肠内营养）。应该考虑患者的应激系数和活动系数。由于静息能量消耗升高，放疗、化疗、手术等应激因素的存在，肿瘤患者的实际能量需求常超过普通健康人，营养治疗的能量最少应该满足患者需要量的 70%。

2）肿瘤患者蛋白质推荐

肿瘤患者蛋白质需求升高，蛋白质需要量应该满足机体 100% 的需求，推荐量为 1.2～1.5 g/（kg·d），消耗严重的患者需要更多的蛋白质，肿瘤恶病质患者蛋白质的总摄入量（静脉＋口服）应该达到 1.8～2 g/（kg·d），支链氨基酸（branched chain amino acid，BCAA）应该 ≥ 0.6 g/（kg·d），必需氨基酸应该 ≥ 1.2 g/（kg·d）。严重营养不良肿瘤患者的短期冲击营养治疗阶段，蛋白质给予量应该达到 2 g/（kg·d）；轻中度营养不良肿瘤患者的长期营养补充治疗阶段，蛋白质给予量应该达到 1.5 g/（kg·d）［1.25 ~ 1.7 g/（kg·d）］。高蛋白饮食对肿瘤患者、危重病患者、老年患者有益，建议一日三餐均衡摄入。

3）肿瘤患者三大营养素供能比推荐

对于不同荷瘤状态患者三大营养素供能比建议不同，见表 2-4。

表 2-4　三大营养素供能比

分类	非荷瘤患者	荷瘤患者
肠内营养	C：F：P=（50 ~ 55）：（25 ~ 30）：15	C：F：P=（30 ~ 50）：（40 ~ 25）：（15 ~ 30）
肠外营养	C：F=70：30	C：F=（40 ~ 60）：（60 ~ 40）

注：C：碳水化合物；F：脂肪；P：蛋白质。

4）微量营养素

按照需要量 100% 补充矿物质及维生素，根据实际情况可调整其中部分微量营养素的用量。维生素 B 族在营养神经、轴突运输、维持神经元兴奋性及其合成上具有重要作用，并且能够抑制脊髓背角神经元对伤害性刺激的反应；维生素 C 是一种强大的抗氧化剂，也是许多激素和神经递质活性维持的必需物质。研究显示，维生素 D 的减少可加重疼痛，机制可能与低维生素 D 导致的继发性甲状旁腺功能亢进和非矿化胶原基质的沉积，进而引起骨膜下组织的水合和扩张相关。作为营养补充，不主张大剂量使用维生素及矿物质。

4. 制剂的选择

可首选标准配方特医食品或肠内营养剂；荷瘤状态下，配方区别于良性疾病，推荐选择肿瘤特异性营养治疗配方。海洋来源的 ω-3 多不饱和脂肪酸可以抑制炎症反应，整蛋白型制剂适用于绝大多数肿瘤患者，短肽制剂无须消化，吸收较快，对消化功能受损患者及老年患者更加有益。BCAA 含量 > 35% 的氨基酸制剂可以平衡芳香族氨基酸，改善厌食与早饱，增强免疫功能。

5. 肿瘤代谢调节治疗

肿瘤细胞的异常代谢对癌痛的发生和发展也至关重要，多项研究显示，谷氨酸和甲醛的异常代谢参与了癌痛的发生过程。肠道是人体最大的免疫器官。研究表明，阿片类药物可导致肠道微生物群的组成和功能发生改变，失调的肠道微生物群可启动 TLR2/4 的激活，促使促炎性细胞因子增加，如肿瘤坏死因子（tumor necrosis factor，TNF）-α、白细胞介素（interleukin，IL）-1β 和 IL-6，这将引发局部肠道炎症并通过"微生物 - 肠 - 脑"轴驱动吗啡耐受。通过微生物群移植或益生菌干预恢复肠道微生物稳态被视为提高阿片类药物耐受性的潜在重要的治疗措施。

患者的营养指标与肠道微生物及肠道屏障功能之间呈正相关。另外，有研究显示，癌痛患者肠道菌群变化与营养状况存在显著相关性，可作为改善癌痛治疗的重要依据。

6. 疗效评价

营养治疗是一个整体疗法，其疗法评价也应该是整体的，包括以下10个方面：①营养知识—态度—行为；②摄食情况；③营养状况；④人体学测量；⑤人体成分分析；⑥体能与健康状况评分；⑦心理状况；⑧生活质量；⑨实验室检查；⑩肿瘤患者特异性营养治疗效果评价，包括病灶大小、代谢活性、肿瘤标志物及生存时间。

营养干预的疗效评价指标分为三大类：①快速变化指标。为实验室参数，如血常规、电解质、肝功能、肾功能、炎症指标（如TNF-α、IL-1、IL-6、C反应蛋白等）、营养指标（白蛋白、前白蛋白、转铁蛋白、视黄醇结合蛋白、游离脂肪酸等）、血乳酸等，每周检测1～2次。②中速变化指标。人体测量参数、人体成分分析、生活质量评估、体能评估、肿瘤病灶评估（双径法），每4～12周评估1次。③慢速变化指标。生存时间，每年评估1次。

2.5　镇痛药物常见不良反应防治策略

2.5.1　便秘

便秘是指粪便缓慢通过肠道，导致肠道蠕动减少、大便干结。这种情况在接受阿片类药物治疗的患者中较为常见，因此被称为阿片类药物诱导的便秘。对于这些患者而言，最佳的管理策略是在预防、自我护理、处方药物，以及直肠通便治疗之间找到平衡。

1. 患者自我管理

涵盖运动疗法、膳食结构调整、形成良好的排便习惯及心理治疗。①运动疗法：主动运动和被动运动相结合，适度增加体力活动，有助于缓解便秘患者的症状。运动方案需依据患者的具体情况，考虑其学习、工作、生活环境及个人运动喜好，进行个性化设计。②膳食结构的调整：增加水分摄入和食物纤维素的含量，可以有效改善轻度至中度便秘，有助于促进肠蠕动，便于排便。适量摄入含油脂和含盐分的食物，减少甜食的摄入，有助于降低便秘的发生率。③形成良好的排便习惯：非卧床患者每日晨起或餐后2 h尝试排便，排便时集中注意力，不听音乐或看报纸杂志，减少外界因素的干扰。卧床患者训练床上排便，培养定时排便的习惯，并给予屏风遮挡。避免用力排便，以防引起心脑血管等并发症的发生。④心理治疗：功能性便秘与焦虑型、抑郁型心理障碍有密切关系，应及时对患者进行心理评估及心理疏导，鼓励患者增强治疗的信心，缓解压力与紧张。对于伴有明显焦虑、抑郁和睡眠障碍的患者，需要选择抗焦虑抑郁药物治疗。

2. 药物及其他治疗措施

常用药物包括容积性泻药、渗透性泻药、刺激性泻药、润滑性泻药。对于使用阿片类药物止痛治疗的患者，建议在治疗过程中配合使用通便药物，尽量避免使用容积性泻药。我国传统医学中有多种中药及灸疗能有效缓解慢性便秘的症状，对于顽固性便秘患者可尝试使用。此外，癌痛患者可能出现肠道微生态失衡，此时可以使用肠道微生态制剂调节便秘症状。肠道微生态制剂主要包括益生菌、益生元、合生元，以及最新的后生元，后者是益生菌的灭活菌体及代谢产物，这些生物元素小分子可直接作用于人体，帮助有益菌大量定植增生，直接构建优良菌群，并能迅速提升肠道免疫力。

2.5.2 恶心与呕吐

恶心与呕吐是阿片类药物引发的常见不良反应，其主要是通过中枢神经系统的作用机制产生。通常，首选的预防性药物包括 5- 羟色胺受体拮抗剂、地塞米松或氟哌啶醇中的一种或两种。若在使用预防性药物后仍出现恶心、呕吐，可考虑添加其他药物进行治疗；对于顽固性恶心、呕吐症状，可考虑使用小剂量的吩噻嗪类药、抗胆碱药（如东莨菪碱）或神经激肽 -1 受体拮抗剂。

对于因恶心而影响进食的患者，建议少食多餐、增加进餐次数，保持各类食物均衡摄入，若患者持续经口摄入欠佳，可予以特殊医学用途配方食品口服补充，并根据营养干预五阶梯疗法调整营养支持治疗方案。

作者：冯长艳

第3章 癌痛的护理全程管理

3.1 癌痛护理全程管理的重要性

疼痛是人类的第五大生命体征，控制疼痛是患者的基本权益，也是医务人员的职责义务。疼痛是癌症患者最常见和难以忍受的症状之一，严重地影响癌症患者的生活质量。如果癌痛不能得到及时、有效的控制，患者常感到极度不适，可能会引起或加重其焦虑、抑郁、乏力、失眠及食欲减退等症状，显著影响患者的日常活动、自理能力、社会交往和整体生活质量，还可能对治疗进程及心理状态造成负面影响。因此，在癌症治疗过程中，应对癌痛患者进行常规筛查、规范评估和有效地控制疼痛，并强调全方位和全程化护理管理，进一步完善癌症患者全程护理体系，将癌痛全程护理管理应用至癌痛患者的治疗过程之中，提高医疗机构癌痛诊疗水平，积极改善癌症患者的生活质量，促进治疗配合，缓解心理压力。

3.2 影响癌痛护理全程管理的患者因素

在癌痛护理全程管理中，患者作为治疗的主体，因为缺乏癌痛相关知识，对癌痛的治疗、用药存在错误认识，对癌痛质量有顾虑，担心服用止痛药会产生依赖、成瘾及相关不良反应；认为对癌痛的治疗以耐受为主，尽量延长给药间隔时间，减少止痛药用量，以防药物成瘾等多种因素，从而产生焦虑、抑郁等心理问题，直接或间接地影响着疼痛护理的效果。

3.2.1 疼痛感知差异

疼痛作为一种主观感受，不同患者对相同程度的疼痛可能有截然不同的感知。这种差异受到个人疼痛阈值、疼痛经历、文化背景等多种因素的影响。一些患者可能对轻微疼痛即表现出强烈的反应,而另一些患者则可能忍受较重的疼痛。因此,在癌痛护理管理中,护理人员需充分了解患者的疼痛感知特点,进行个性化的评估和干预。

3.2.2 心理情绪状态

癌症患者的心理状态对疼痛管理有着重要影响。这些心理情绪会显著影响患者对疼痛的感知和应对能力。焦虑可能加剧疼痛感受,而抑郁则可能导致患者对治疗失去信心,形成"疼痛 - 情绪 - 疼痛"的恶性循环。同时,心理状态还影响患者的治疗信心和配合度,进而影响疼痛治疗的效果。

3.2.3 社会支持情况

社会支持是患者应对疾病和疼痛的重要资源。良好的社会支持,包括家庭、朋友、医护人员等,可以为患者提供情感支持、信息支持和经济基础,有助于减轻患者的心理压力和疼痛感受。相反,缺乏社会支持的患者更容易陷入孤独和无助的状态,影响疼痛护理全程管理的效果。

3.2.4 治疗配合程度

患者对治疗方案的配合程度直接影响到疼痛护理的效果。如果患者对治疗方案存在疑虑或抵触情绪,会影响治疗的顺利进行和疼痛的有效控制。

3.2.5 经济负担能力

癌症治疗及疼痛治疗常时间较长,且需要花费高昂的费用,这对患者的经济提出了严峻挑战。经济压力可能迫使患者放弃或中断有效的治疗方案,从而影响疼痛治疗及护理的效果。因此,在疼痛护理全程化管理过程中,应关注患者的经济状况,提供合理的治疗方案,减轻患者的经济负担。

3.2.6 生活习惯与行为

患者的生活习惯和行为模式对疼痛护理全程化管理也有重要影响。不良的生活习惯,如吸烟、饮酒、熬夜等,可能加剧疼痛感受并影响治疗效果。而积极的生活习惯和行为方式,如适量运动、健康饮食、良好睡眠等,则有助于减轻疼痛并促进康复。

3.3　医护人员在癌痛护理全程管理中的权利和责任

3.3.1　筛查疼痛

筛查患者有无疼痛，如有疼痛，评估患者的疼痛部位、强度、性质、发生及持续时间、爆发痛发作情况，诱发缓解或加重因素，伴随症状、心理状态等。

3.3.2　评估记录

使用专业评估工具，遵循"常规、量化、全面、动态"的原则，进行全面的疼痛评估并记录，以确保评估的准确性和客观性。

3.3.3　制订方案

根据患者的疼痛评估结果和病情，制订合适的疼痛治疗计划，包括药物治疗、非药物治疗（如物理疗法、心理治疗等），以及多模式镇痛策略。

3.3.4　调整方案

根据患者的疼痛变化、不良反应和治疗效果，及时调整治疗方案，以确保患者得到持续有效的疼痛管理。

3.3.5　指导用药

指导患者正确使用止痛药物，包括药物的剂量、用法、注意事项及不良反应等，确保患者安全有效地使用药物。

3.3.6　知识宣教

向患者及其家属提供与疼痛相关的知识，包括疼痛的原因、评估方法、治疗原则及可能的并发症等，以提高患者的疼痛认知和自我管理能力。

3.3.7　自我提升

参与疼痛护理全程管理的专业培训和继续教育，以提高自身的专业技能和知识水平，为患者提供更好的疼痛护理服务。

3.4 患者在癌痛护理全程管理中的权利和责任

在癌痛全程护理管理中，患者的权利是至关重要的，这些权利旨在确保患者能够得到充分的尊重、理解和有效的疼痛控制。

3.4.1 患者的权利

1. 评估权

由专业医护人员使用专业评估工具，遵循"常规、量化、全面、动态"的原则进行全面的疼痛评估。

2. 知情权

可向医务人员了解病情、疼痛程度、疼痛管理的治疗方案、药物选择及可能的风险和不良反应等信息。

3. 选择权

在医生的建议下，充分了解治疗方案的内容、目的、风险等，做出是否接受治疗的决定，选择适合自己的疼痛管理方案，包括药物治疗、非药物治疗或其他辅助疗法。

4. 隐私权

患者的个人信息和医疗记录应得到严格保密，有权要求医护人员对其病情、治疗方案及个人信息等敏感信息进行保密。

5. 尊重权

获得来自医护人员、家人及社会的支持关怀及尊重，包括心理支持、情感支持和生活照顾等。

3.4.2 患者的责任

1. 主动报告疼痛

患者主动向医护人员如实描述疼痛的情况，主动报告疼痛的部位、性质、程度等信息，是医护人员制订精准疼痛管理方案的基础，明确疼痛状况有助于医护人员更准确地判断疼痛的原因和性质，从而采取更有针对性的治疗和护理措施。

2. 参与疼痛评估

患者是自身疼痛体验的直接感受者，因此应主动参与疼痛评估过程。这包括准确描述疼痛的性质、部位、强度及持续时间等信息，以便医护人员能够全面了解患者的疼痛状况，制订更加精准的治疗方案和护理措施。

3. 遵循治疗方案

患者应严格遵守医嘱，按时按量服用药物或接受其他治疗，这不仅是缓解疼痛的关键，也是确保治疗效果和避免不良反应的重要前提。患者应与医护人员保持良好沟通，确保对治疗方案有充分的理解和接受。

4. 反馈治疗效果

在治疗过程中，患者可能会遇到疼痛缓解不明显、药物不良反应等问题。此时，患者应及时向医护人员反馈情况，以便医护人员根据患者的具体反应调整治疗方案，及时的反馈也有助于确保治疗的连续性和有效性。

5. 做好自我管理

患者应学习如何识别和管理疼痛触发因素，如避免过度劳累、保持规律作息等。此外，患者还应了解如何正确使用疼痛管理工具，学会书写疼痛日记、放松技巧等，以提高自我疼痛管理的能力。

6. 学习相关知识

学习癌症相关知识，能够使患者对自身疾病有更全面、深入的理解，有助于患者建立正确的疾病观念，减少因信息不足而产生的恐惧和焦虑。

3.5 癌痛的护理全程健康教育

3.5.1 原则

1. 建立健全癌痛规范化治疗及护理的相关事宜

通过制定并实施癌痛规范化治疗标准和癌痛规范化护理体系、详细的护理标准和操作流程，以确保护理人员在处理癌痛时遵循统一的流程、标准、护理工作的科学性和规范性，从而提升整体治疗质量和护理工作的效率。

2. 护理人员全程参与

应从接触患者时开始参与，贯穿于整个治疗过程。护理人员全程能够持续关注患者的病情变化，及时调整护理措施，有助于早期发现并预防并发症的发生，并确保患者得到连续性、有效性、个性化的护理服务。

3. 定期开展患者教育

患者教育是健康教育普及的重要途径之一，但教育对象除了患者本人外，还应包括其主要照顾者，通过定期开展患者教育活动，可以将疾病相关知识传递给更多的患者及其家属，有助于提升患者的治疗依从性和疾病认知度，还能有效预防并发症发生、促进健康行为养成、改善患者生活质量、增强对医护人员的信任感。

4. 加强癌痛多学科会诊

多学科模式汇集了多个学科的专家，综合各学科的专业意见，充分考虑患者的个体差异，制定出更加精准、有效的治疗方案，提高诊疗方案的针对性，也为不同学科的专家提供交流与合作的机会。

5. 随访制度化

建立癌痛患者随访制度，定期对患者进行疼痛评估和治疗效果评价。根据评估结果和患者反馈，及时调整治疗方案和药物剂量。同时，关注患者的整体健康状况和生活质量变化，提供必要的支持和帮助。

6. 医务人员继续教育与癌痛规范化治疗培训常态化

护理人员接受系统的癌痛护理管理培训，提升其专业知识和技能水平。经过专业培训的护理人员能够更准确地评估患者的疼痛程度，制订并实施有效的护理措施，从而提升整体护理质量。

3.5.2 方式

1. 开展讲座、义诊

通过开展多种交流会，向患者及其家属普及"无痛是癌症患者的基本权利"这一观念，强调癌痛护理全程管理的重要性。

2. 制作宣教知识手册

通过图文解说等方式教授患者及家属使用数字分级法、面部表情疼痛量表法等简单易懂的工具进行疼痛自我评估。

3. 组织病友交流会

针对主要照顾者，组织开展病友交流会，教授患者家属如何协助患者进行疼痛评估、用药监督、情感支持及日常护理。

4. 提供心理咨询

设立心理咨询热线、心理支持小组，或邀请心理咨询师举办讲座，教授患者应对压力、焦虑、抑郁等负面情绪的技巧。心理干预是癌痛护理全程管理不可或缺的一部分，旨在帮助患者调整心态，缓解负面情绪，提高治疗依从性。

5. 开设疼痛护理门诊

确保患者在需要时能及时获得专业的医疗帮助，畅通就医渠道，保障疼痛护理的连续性和有效性。

3.5.3 内容

1. 癌痛知识普及

1）正确认识癌痛

指导患者正确认识癌痛是一个重要的医疗教育工作，鼓励患者大胆说出自己的疼痛，告知患者药物治疗能有效控制疼痛，有助于患者更好地应对疼痛。

2）癌痛评估方法

（1）教授患者使用疼痛评估工具，如数字分级法、面部表情疼痛量表法等，准确评估自己的疼痛程度。

（2）鼓励患者书写"疼痛日记"，定期记录疼痛情况及不良反应，以便医生调整治疗方案。

2. 疼痛治疗原则

癌痛治疗除了前述五大原则外，还需要综合运用药物、心理、物理等多种手段，认知行为疗法、放松训练、冥想、按摩、针灸、适度的运动锻炼等综合疗法，都可以帮助患者改善身体功能，缓解因长期卧床或活动减少导致的疼痛，以达到最佳的治疗效果。

3. 药物使用指导

应当依据癌症患者疼痛的性质、程度、正在接受的治疗和伴随疾病等情况，合理地选择止痛药物和辅助镇痛药物，个体化调整用药剂量、给药频率，积极防治不良反响，以期获得最正确止痛效果，且减少不良反应。

1）药物的种类与作用

（1）非甾体抗炎药和对乙酰氨基酚：治疗癌痛的常用药物。不同非甾体抗炎药有相似的作用机制，具有止痛和抗炎作用，常用于缓解轻度疼痛，或与阿片类药物联合用于缓解中、重度疼痛。

（2）阿片类药物：治疗中、重度癌痛的首选药物，对于慢性癌痛的治疗，推荐选择阿片类药物。长期使用阿片类止痛药时，首选口服给药途径，有明确指征时可选用其他给药途径。

（3）辅助镇痛用药：指能够辅助性增强阿片类药物的止痛效果，或直接产生一定的镇痛作用。辅助镇痛药常用于辅助医治神经病理性疼痛、骨痛和内脏痛。辅助用药的种类选择和剂量调整，也需要个体化对待。

2）用药注意事项

（1）强调患者必须严格按照医嘱用药，不得随意更改剂量或停药。

（2）告知患者药物可能出现的不良反应及应对措施。①便秘：阿片类药物最常见的不良反应，发生率90%～100%，出现便秘时，鼓励患者多饮水（2000～2500 mL/d），多食含纤维素的食物，适当活动，养成规律排便的习惯。如果患者3天未排便，应在医务人员的指导下使用番泻叶、麻仁丸或乳果糖等缓泻剂。②恶心、呕吐：一般发生于用药初期，症状大多在4～7天内缓解，可合理使用止吐药物，针灸疗法、放松疗法、音乐疗法等可以减轻症状。如果恶心、呕吐持续1周以上，则需减少阿片类药物用药剂量、换用药物及改变用药途径。③皮肤瘙痒：10%～50%接受阿片类药物治疗的患者会出现皮肤瘙痒，护士嘱患者不要抓挠以防皮肤损伤，并进行皮肤护理，可以局部使用润肤剂，瘙痒严重者可适量用药。如尝试管理症状后，瘙痒仍持续存在，则可考虑改用另一种阿片类药物。④谵妄：出现谵妄的患者首先采用非药物干预处理，症状严重时，请心理科等相关科室会诊，并遵医嘱使用相关药物以此改善。⑤尿潴留：避免同时使用镇静剂，避免膀胱过度充盈，给患者良好的排尿时间和空间。出现尿潴留时，可以采取流水诱导法、热水冲会阴部法或膀胱区按摩法进行诱导自行排尿；诱导排尿失败时，考虑导尿。对于难以缓解的持续尿潴留，可考虑更换镇痛药物。⑥嗜睡及过度镇静：少数患者在最初几天内可能出现，数日后症状多自行消失。初次使用阿片类药物时剂量不宜过高，剂量调整以25%～50%幅度逐渐增加。老年人应注意谨慎滴定用药剂量。如果患者出现显著的过度镇静症状，则减少阿片类药物用药剂量，待症状减轻后再逐渐调整剂量至满意镇痛。⑦呼吸抑制：为预防呼吸抑制，可采取的措施包括减少阿片类药物剂量、增加阿片类药物给药间隔、对患者进行密切监测。如果患者病情稳定，则可考虑提供非侵入性呼吸支持或暂停使用追加剂量的阿片类镇痛药，直至患者的呼吸状况得到改善。

3）阿片类药物教育

（1）针对阿片类药物进行教育，解释其成瘾性的误解，并强调正规使用下成瘾的可能性极低。

（2）按时用药，口服缓释片一般情况下为12 h/次，病情需要时也可以更改为24 h/次。

（3）按医生开具的剂量用药，不得自行调整，应整片用水吞服，不得切断、分割、咀嚼、溶解或研磨后服用。

（4）密切留意用药后的反应，不可因药物不良反应而自行减量，医生会根据症状给予对症处理。

（5）如果错过了用药时间，应在记起时立即补服。下一次需在12 h或24 h后方可服用，不可超量服用。

（6）在取药或服药过程中遇到问题，或出现新的疼痛及疼痛发生变化，或现有药物不能缓解疼痛时，应及时报告医务人员。

（7）指导患者及其家属妥善保管药物，药品应置于不超过 25 ℃处保存，放在儿童及宠物接触不到的地方，避免与乙醇或其他违禁药物混合使用。

4. 心理支持与康复指导

1）心理支持

（1）建立信任关系，耐心倾听患者诉说，避免打断或轻视其感受。鼓励患者与家人、朋友保持沟通，分享感受，获得情感支持。

（2）教授患者简单的放松技巧，如深呼吸、冥想等，帮助患者自我调节情绪。

（3）鼓励患者及其家属参与心理健康教育活动，提升自我调适能力，共同制订治疗及护理计划。

（4）开展家属教育课程，教授疼痛护理管理知识、情绪支持技巧及日常生活照护要点。

（5）制订个性化疼痛护理全程管理计划，根据疼痛程度和患者情况调整治疗方案。

（6）建立患者服务中心心理咨询，开通心理健康服务热线和线上咨询，设立心理科或睡眠门诊，为患者提供专业的心理咨询、治疗服务。

2）康复指导

（1）根据患者的身体状况制订个性化的康复计划，包括适量的运动锻炼、物理治疗等。

（2）推荐适合患者的轻度运动，如散步、瑜伽或太极。

（3）强调均衡膳食的重要性，提供营养支持方面的建议。

5. 就医信息与随访管理

1）就医信息

开设疼痛护理专科门诊，开展疼痛科普宣传、义诊咨询等，确保患者能及时获得专业帮助。

2）随访管理

（1）告知患者定期随访的重要性，以便医生及时了解病情变化并调整治疗方案。

（2）保证双向随访信息，提供医护人员紧急联系方式，确保患者在遇到突发情况时能及时得到帮助。

（3）建立随访团队，利用现代化工具采用微信、电话、短信等方式进行随访。

（4）建立完善的随访管理体系，对接受癌痛规范化治疗的患者进行定期随访，促进医患之间的沟通与了解，提高了癌痛患者治疗依从性，满足个性化的护理需求。

6. 教育与评估

通过问卷调查、访谈等方式了解患者及其家属对癌痛知识的了解程度和治疗依从性。根据评估结果调整教育内容和方式，确保教育效果的有效性。

3.6 癌痛患者家庭照顾者教育

癌痛作为癌症患者常见的伴随症状，严重影响患者的生活质量及心理状态，常需要家人的长期陪伴与照顾，而家庭照顾者作为患者最亲近的支持者，在癌痛管理中扮演着至关重要的角色，其不仅是患者日常生活的支持者，更是患者情感与疼痛的直接响应者。因此，加强癌痛患者家庭照顾者的教育，对于提升癌痛管理效果、改善患者生活质量具有重要意义。

3.6.1 评估与报告

家庭照顾者在患者疼痛评估中具有重要作用。照顾者不仅可帮助医护人员增加疼痛评估的准确性，在疼痛治疗过程中，也可协助患者自行进行疼痛评估，为患者的疼痛治疗提供反馈意见，有助于更好地控制疼痛。

3.6.2 管理药物与不良反应的报告

家庭照顾者承担着治疗过程中癌症患者的止痛药物管理与不良反应报告的主要责任，与患者一同了解止痛药物的作用与不良反应，并负责保管患者的止痛药物，提醒患者服用止痛药，并及时向医务人员报告患者服药后的反应。

3.6.3 与医务人员沟通

家庭照顾者在患者与医护人员之间担任着"协调人"。对于无法用语言进行交流的重症癌症患者，照顾者更是完全承担着与医护人员沟通解决疼痛问题的责任，照顾者和医护人员之间良好的沟通不仅对于患者的疼痛管理有帮助，而且对于家庭照顾者自身的能力与精神健康有益。

3.6.4 协同进行心理疏导

耐心倾听患者的感受，理解其情绪变化，鼓励其学习情绪疏导技巧，给予情感上的支持与安慰，增强其心理韧性，也可配合医生为患者进行认知行为治疗、音乐治疗等非药物手段。

3.6.5 学习日常护理技能

掌握基本的身体护理技能，了解患者的饮食需求，制订合理的饮食计划，为患者创造一个安静、舒适、安全的居住环境。

3.7 癌痛护理全程管理流程及实施方法

3.7.1 疼痛评估

1. 评估原则

癌痛评估的金标准是患者的主诉，评估是合理、有效进行止痛治疗的前提。疼痛评估应当遵循"常规、量化、全面、动态"的原则。

2. 评估工具

癌痛量化评估通常使用数字分级法、面部表情疼痛量表法、主诉疼痛程度分级法、简明疼痛评估量表等。

3. 评估注意事项

①选择合适评估工具，同一位患者使用同一种评估工具，患者病情发生变化时除外。②出现病情变化、新发生疼痛，以及根据治疗目的需要时，须再次全面评估。③客观疼痛评估工具用于无法交流的患者及急性疼痛评估；修订版 Wong-Baker 面部表情疼痛量表法适用于儿童、老年人及表达能力缺失者。④动态评估时机，如疼痛时、给药时、爆发痛处理后等。

3.7.2 疼痛记录

1. 评估记录

采用简单易行的疼痛评估工具和记录表格准确评估记录疼痛的强度、疼痛缓解的程度及其与疼痛有关的指标。

2. 常用记录单

①入院评估单；②疼痛护理记录单；③简明疼痛评估表动态记录单；④体温单；⑤随访记录单；⑥居家疼痛记录单。

3.7.3 用药护理

1. 用药实施细则

1）皮下用药

在患者不宜口服时，可选择皮下给药途径。

2）按阶梯给药

止痛药物的选择应根据疼痛程度有针对性地选择不同强度的镇痛药物。

3）按时给药

口服止痛药物应规律性按时给药，这有助于维持稳定有效的血药浓度。

4）个体化给药

患者对麻醉药物的敏感度个体差异很大，因此，阿片类药物没有标准剂量，能控制患者疼痛的剂量就是正确的剂量。

5）注意具体细节

对使用镇痛药物的患者要加强监护，密切观察其反应，既要使患者能够获得最佳疗效，又要使药物不良反应降到最低。

2. 皮下 PCA 护理注意事项

1）注射针头的选择

皮下 PCA 注射针头越长，注射至肌肉层的风险越大，注射工具的选择需根据患者个体体型、生理特点选择。

2）注射部位的选择

由于药物吸收程度受注射部位体脂率的影响，因此，注射部位应选择皮下组织较厚、痛觉敏感度较低、远离大血管和神经为宜；主要为腹壁、双侧大腿前外侧上 1/3、上臂外侧中 1/3 等，以上部位可降低药液外渗风险和注射风险；进针注射时严格把握进针角度和深度，以降低注射风险。

3）注射部位轮换

应有规律地轮换注射部位，避免在同一部位重复注射，两次注射点间距 2 cm 以上，可明显降低注射局部药液浓度过高引起的出血及注射部位疼痛等不适症状。

4）注射部位更换

皮下留置针使用时间建议为 72 ~ 96 h，同时密切观察注射部位有无红肿、硬结等，如有以上不良反应立即更换注射部位重新穿刺。

5）注射体位

（1）腹壁注射：临床常见体位为平卧位、坐位、屈膝仰卧位，注射时嘱患者放松，以免出现弯针、断针等不良事件。

（2）上臂外侧注射：临床常见体位为平卧位、坐位。坐位注射时，上臂外展 90°（置于椅背），患者肩部放松。

6）注射角度

皮下注射穿刺方法为左手拇指、示指相距 5 ~ 6 cm，提捏皮肤成一皱褶，右手持注射器以执笔姿势，于皱褶最高点垂直穿刺进针。

7）注射后抽回血

皮下组织由结缔组织和脂肪小叶构成，结构疏松，少有毛细血管。皮下 PCA 注射操作后，应及时回抽并查看有无回血，确保穿刺未进入血管。

3. 观察药物不良反应

密切观察药物的不良反应，评估患者的排便情况、恶心和呕吐症状及镇静表现等，尤其注意神经系统变化，如意识障碍（嗜睡、过度镇静等）或呼吸抑制（呼吸频率＜ 8 次 /min、针尖样瞳孔、嗜睡样昏迷等），及时发现异常情况，必要时使用盐酸纳洛酮注射液解救处理。

4. 健康教育

癌痛治疗过程中，患者及其家属的理解和配合至关重要，应当有针对性地开展止痛知识宣传教育。健康宣教注意事项如下：①鼓励患者主动向医护人员描述疼痛的程度。②止痛治疗是肿瘤综合治疗的重要部分，忍痛对患者有害无益。③多数癌痛可通过药物治疗得到有效控制，患者应当在医生指导下进行止痛治疗，规律服药，不宜自行调整止痛药剂量和止痛方案。④阿片类药物是癌痛治疗的常用药物，引起成瘾的现象极为罕见，止痛治疗时要密切观察疗效和药物的不良反应，随时与医务人员沟通，调整治疗方案及措施；定期复诊或随访。

5. 患者随访

1）随访频次

护士通过随访对癌痛患者进行全程管理，出院 1 周内进行第 1 次随访，疼痛缓解可 1 ~ 2 周随访 1 次。

2）随访内容

出院至今疼痛控制总体情况，有无出现爆发痛，目前疼痛评分、疼痛部位与性质、服药情况及不良反应等。

3.8　癌痛护理全程管理

癌痛的护理及全程管理详见图 3-1。

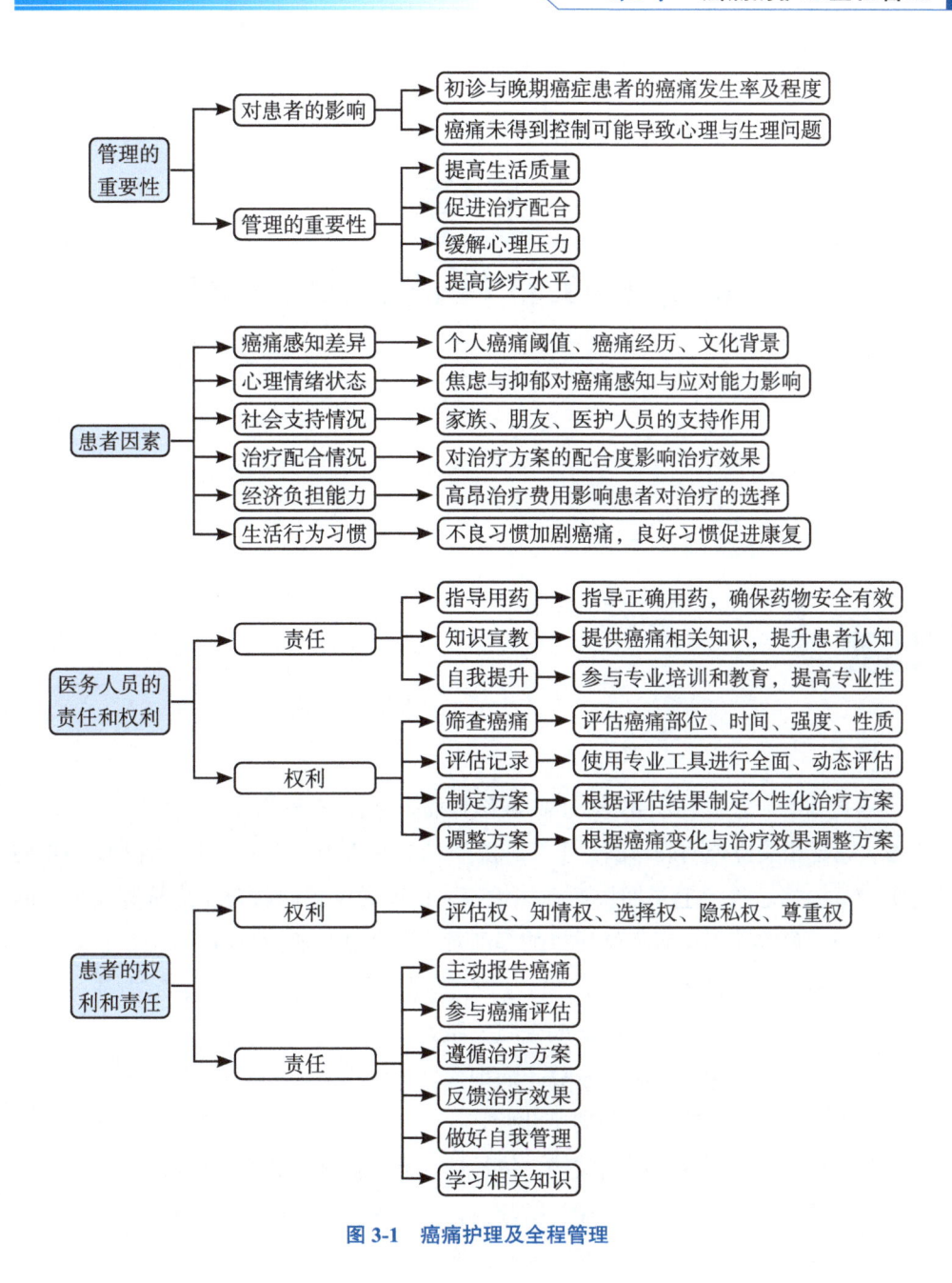

第3章 癌痛的护理全程管理

```
                    ┌─ 对患者的影响 ─┬─ 初诊与晚期癌症患者的癌痛发生率及程度
管理的重要性 ───────┤               └─ 癌痛未得到控制可能导致心理与生理问题
                    │               ┌─ 提高生活质量
                    └─ 管理的重要性 ─┼─ 促进治疗配合
                                    ├─ 缓解心理压力
                                    └─ 提高诊疗水平

              ┌─ 癌痛感知差异 ──── 个人癌痛阈值、癌痛经历、文化背景
              ├─ 心理情绪状态 ──── 焦虑与抑郁对癌痛感知与应对能力影响
患者因素 ─────┼─ 社会支持情况 ──── 家族、朋友、医护人员的支持作用
              ├─ 治疗配合情况 ──── 对治疗方案的配合度影响治疗效果
              ├─ 经济负担能力 ──── 高昂治疗费用影响患者对治疗的选择
              └─ 生活行为习惯 ──── 不良习惯加剧癌痛，良好习惯促进康复

                      ┌─ 责任 ─┬─ 指导用药 ── 指导正确用药，确保药物安全有效
                      │        ├─ 知识宣教 ── 提供癌痛相关知识，提升患者认知
医务人员的责任和权利 ─┤        └─ 自我提升 ── 参与专业培训和教育，提高专业性
                      │        ┌─ 筛查癌痛 ── 评估癌痛部位、时间、强度、性质
                      └─ 权利 ─┼─ 评估记录 ── 使用专业工具进行全面、动态评估
                               ├─ 制定方案 ── 根据评估结果制定个性化治疗方案
                               └─ 调整方案 ── 根据癌痛变化与治疗效果调整方案

                  ┌─ 权利 ── 评估权、知情权、选择权、隐私权、尊重权
                  │         ┌─ 主动报告癌痛
患者的权利和责任 ─┤         ├─ 参与癌痛评估
                  └─ 责任 ──┼─ 遵循治疗方案
                            ├─ 反馈治疗效果
                            ├─ 做好自我管理
                            └─ 学习相关知识
```

图 3-1 癌痛护理及全程管理

作者：陈 鑫 杨 鸿

第4章
癌痛全程管理的经典案例

4.1 肺癌合并癌痛案例

病例 1

摘要

病史摘要 患者,女,49岁,因"确诊肺癌2年余,右髋部及右下肢疼痛8月余"就诊,完善相关检查明确诊断:①左肺腺癌 cT2aN3M1c(脑、骨)Ⅳ期(L858R 突变);②癌痛。治疗上早期快速镇痛治疗,保证后续靶向联合化疗抗肿瘤治疗的临床实施,最终获得患者生活质量的提高及生存期延长的治疗目的。

症状体征 右侧髋部区域压痛,以右臀部外上方明显,右下肢放射痛,放射痛部位于右外侧大腿。右下肢活动受限,肌力3级。

诊断方法 影像学、组织及分子病理学。

治疗方法 居家镇痛 + 靶向 + 化疗。

临床转归 患者疼痛明显减轻,依从性提高,抗肿瘤方案得以实施。

适合阅读人群 肿瘤科;缓和医疗科;老年科;疼痛科;营养科。

关键词 癌痛;PCA;肺癌;居家镇痛。

1. 临床资料

1)一般资料

患者,女,49岁,因"确诊肺癌2年余,右髋部及右下肢疼痛8月余"就诊于我院。2022年3月患者因"腰部、右下肢疼痛"于院外就诊,胸部CT提示左肺上叶占位性病变,行CT引导下经皮肺穿刺活检术,病理提示腺癌,完善肺癌基因检测示 EGFR L858R 突变。2022 年 4 月 28 日开始口服达可替尼靶向治疗，2022 年 6 月复查疗效达部分缓解。2023 年 7 月 28 日，患者再次出现腰痛、右下肢痛，复查提示病情进展，复测基因仍提示 EGFR L858R 突变。2023 年 11 月 15 日换用阿美替尼二线靶向治疗。2023 年 12 月 26 日复查骨显像提示：右侧髋骨呈膨胀性骨质破坏，周围可见软组织肿块影，考虑转移，较前 2023 年 8 月 23 日的病灶范围增大。2024 年 1 月 5 日，行右骶髂骨转移瘤 ^{125}I 粒子植入术。目前，患者口服盐酸羟考酮缓释片（20 mg q12h）+盐酸曲马多缓释片（0.15 g bid）止痛治疗，疼痛控制欠佳，数字分级法评分 5～7 分，口服盐酸羟考酮缓释片后出现恶心、呕吐、纳差，2024 年 3 月 4 日患者为求进一步治疗首次就诊于我科。

2）体格检查

美国东部肿瘤协作组（Eastern Cooperative Oncology Group，ECOG）2 分，数字分级法评分 4～6 分。右侧髋部区域压痛，以右臀部外上方明显，伴右下肢放射痛，放射痛部位于右外侧大腿。右下肢活动受限，肌力 3 级，双下肢无水肿。

3）辅助检查

胸部增强 CT 显示：左肺上叶占位（2.1 cm×1.6 cm），考虑周围型肺癌可能。双肺多发结节，怀疑炎症？（图 4-1）。

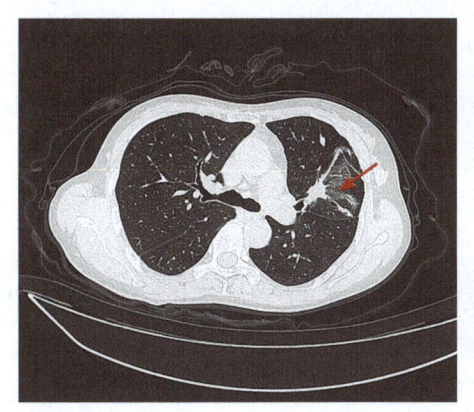

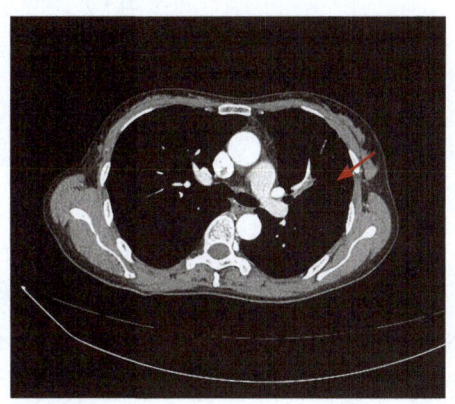

图 4-1　病例 1 胸部增强 CT

头部增强 MRI 显示：双侧大脑半球及小脑多发病灶，较大位于左侧基底节区，大小约 0.8 cm×0.6 cm，考虑转移。

盆腔增强 MRI 显示：右侧髋骨骨质破坏，伴软组织肿块形成，结合病史考虑转移。右臀部皮下水肿的可能（图 4-2）。

病理结果：会诊诊断为右髋骨软组织转移性癌，结合病史及免疫表型考虑源自肺腺癌转移。免疫组织化学染色结果：CK-pan（+），NapsinA（+），TTF-1（+），Ki-67（+）10%，p40（-），CK-L（+），CK5/6（-）（图 4-3）。

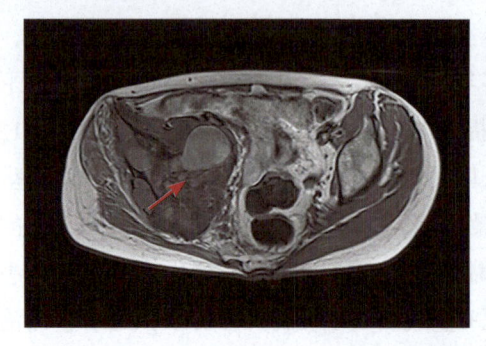

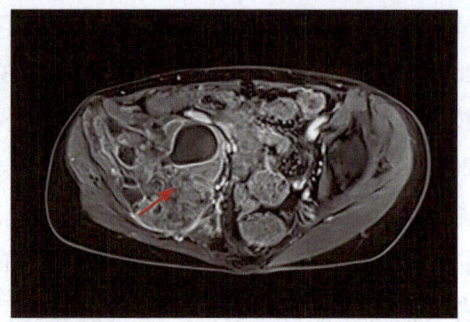

图 4-2 病例 1 盆腔增强 MRI

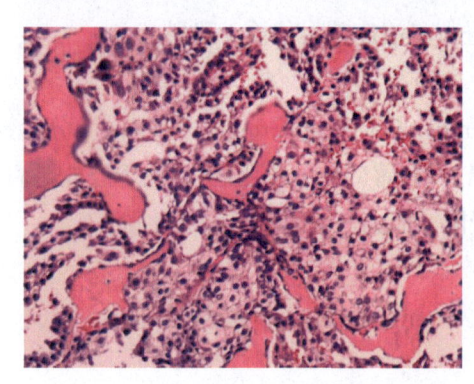

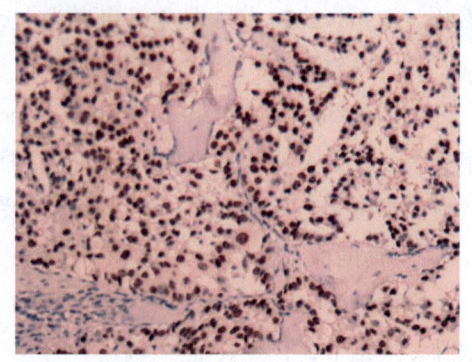

图 4-3 病例 1 右髋部病灶病理

4）诊断

①左肺上叶腺癌 cT2aN3M1c（脑、骨）Ⅳ期；②癌痛（骨转移性癌痛伴神经病理性疼痛）。

5）治疗

患者以腰部、右下肢疼痛为首发症状，外院胸部 CT 提示左肺上叶占位性病变，行 CT 引导下经皮肺穿刺活检术，病理检查提示腺癌，完善肺癌基因检测示 EGFR L858R 突变，给予达可替尼、阿美替尼进行靶向治疗后，肺部病灶稳定，但患者出现右髋部疼痛，为阵发性胀痛，伴右下肢放射痛，无麻木感，右下肢活动受限，肌力 3 级。2023 年 12 月 26 日复查骨显像提示：右侧髋骨呈膨胀性骨质破坏，周围可见软组织肿块影，考虑转移，较前 2023 年 8 月 23 日的病灶范围增大，曾于院外行右骶髂骨转移瘤 ^{125}I 粒子植入术。右髋部及右下肢疼痛较前无减轻，口服阿片类药物止痛效果不佳，每日出现 2～3 次爆发痛，且患者恶心、呕吐、乏力、纳差等消化道症状明显。经癌痛 MDT 讨论后，暂无体外放疗指征，同时患者强烈拒绝全身化疗，伴有焦虑、抑郁，DT 评分 5 分。患者疼痛明显，对相关医疗措施存在抵触情绪，须立即有效镇痛，以缓解患者症状，为后续治疗保驾护航。经医疗组讨论后，果断介入 PCA 技术。根据患者疼痛程度、年龄、阿片类药物基础剂量，等量换算为盐酸氢吗啡酮注射液 0.4 mg/h 持续皮下注射，PCA 负荷量 0.8 mg/bolus，锁定时间 60 min。同时予以加巴喷丁胶囊 0.3 g/d 辅助镇痛、心理疏导及阿普唑仑抗焦虑，密切监测患者瞳孔、意识、生命体征等，未见明显不良反应。经过 PCSA 干预治疗后 24 h 达到疼痛缓解，疼痛控制稳定后，患者选择 PCA 泵居家镇痛，数字分级法评分 1～2 分。患者消化道症状改善，营养状态、心理状态、抗肿瘤治疗意愿提高，后续行 PC 方案全身化疗、地舒单抗骨破坏治疗。现患者右髂部疼痛较前好转，右膝关节屈曲度下降，活动度提升，肿瘤得到控制，治疗配合度提高。

6）治疗结果、随访及转归

目前患者已行 4 周期 PC 方案化疗、地舒单抗及 ^{89}Sr 骨治疗、康复理疗等综合治疗措施，右髋关节疼痛较前缓解，生活质量和治疗依从性提高（图 4-4）。

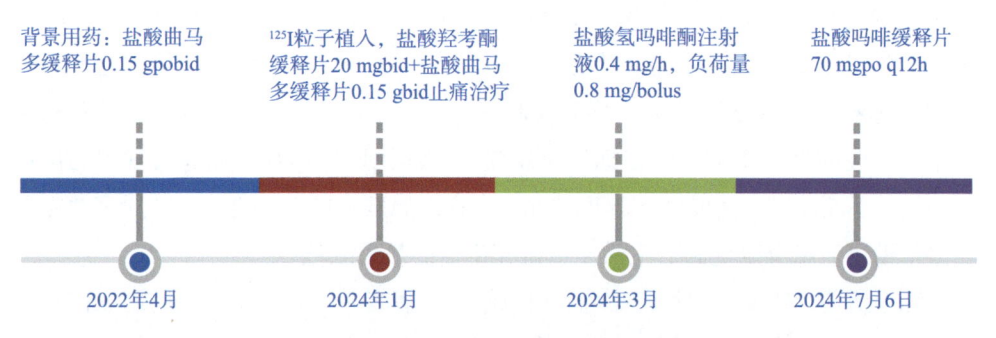

图 4-4　病例 1 治疗过程及转归

2. 析评

骨是肺癌转移常见的好发部位，30%～40% 的肺癌患者会发生骨转移，常见的转移部位依次是肋骨、脊柱、骨盆等。临床上约 50% 骨转移无症状，而在有症状的骨转移中，最常见的是骨痛，其次是可能出现病理性骨折。

疼痛是人类的第五大生命体征，消除疼痛是患者的基本人权，也是医生的责任与义务。如果癌痛得不到缓解，患者将感到极度不适，可能会引起或加重患者的焦虑、抑郁、乏力、失眠、食欲缺乏等症状，严重影响患者日常活动、自理能力、交往能力及整体生活质量。初诊癌症患者疼痛发生率约为 25%；晚期癌症患者的疼痛发生率为 60%～80%，其中 1/3 的患者为重度疼痛。

结合该患者肺癌骨转移导致剧烈的神经痛，伴随严重的症状，如食欲缺乏、睡眠障碍、体质虚弱、免疫力下降，疼痛与虚弱互为因果，形成恶性循环，无论肿瘤是否得到控制，患者的身体状态都是每况愈下。此外，癌痛对患者的心理影响不容忽视。疼痛只需持续 1～2 周，就会造成患者明显焦虑、抑郁，对生活失去兴趣和信心，甚至产生自杀念头。因此，癌痛对患者的身心健康都构成了严重威胁。

现代观念指出，姑息治疗（包括癌痛的规范化治疗）应当和抗瘤治疗具有同样的重要地位，甚至在开始抗肿瘤治疗之前，就应将疼痛控制在一个可接受的范围。这样可以使患者处于一个更稳定、更舒适的状态，保证其能够吃得好、睡得好，为战胜癌症积蓄力量，从而在接受后续的抗肿瘤治疗时取得更好的效果。

对于癌症患者而言，家是其最向往的安宁之地。然而，疼痛常成为其在家中难以安心的障碍，严重影响生活质量。随着医疗技术的进步和诊疗模式的革新，居家镇痛管理模式日渐成熟。这种模式让癌症患者在家庭环境中的疼痛管理变得更加高效、安全和便捷，极大地提升了患者在家中的舒适度和生活品质。这意味着癌症患者可以在享受家的温暖时，也能有效控制疼痛，让生活回归平静。

研究发现，局部介入镇痛方法能够显著降低患者疼痛感受，缩短疼痛时间，同时减少阿片类药物的用量及不良反应。因此，早期实施介入治疗疼痛，而非视为癌痛治疗的最后选择，能够让患者获得更大的益处。在实践中，使用盐酸氢吗啡酮注射液PCA泵迅速止痛，疼痛控制后，由住院延伸至居家镇痛，并建立随访体系，专业的疼痛医护团队根据患者反馈，个体化地分析判断癌痛管理中的优点与不足，不断改进，完成疼痛管理的闭环。在医患双方的共同努力，"居家镇痛"能够帮助癌症患者以更高的生活质量走完生命的最后旅程。

综上所述，持续有效控制疼痛，可以给癌症患者一个舒适、安宁的居家体验，远离癌痛困扰，提高生活质量，增强抗癌信心，为后续抗肿瘤治疗保驾护航。

作者：陈　兰　杨列军

病例 2

摘　要

病史摘要　患者，女，64岁，因"确诊肺癌1年余，中上腹疼痛1天"就诊，经相关检查后诊断：①左肺下叶恶性肿瘤，腺癌Ⅳ期 cT4N3M1（双肺、胸膜、肝、骨）；②癌痛。治疗上早期快速镇痛治疗，减轻患者疼痛，最终获得患者生活质量的提高及生存期延长的治疗目的。

症状体征　右侧中腹疼痛，牵扯样疼痛不适。

诊断方法　影像学、组织及分子病理学。

治疗方法　快速镇痛+营养+对症支持治疗。

临床转归 患者疼痛减轻，依从性提高，生活质量提高。

适合阅读人群 肿瘤科；缓和医疗科；老年科；疼痛科；营养科。

关键词 癌痛；PCA；肺癌；肝转移。

1. 临床资料

1）一般资料

患者，女，64岁，因"确诊肺癌1年余，中上腹疼痛1天"为主诉于2024年3月8日入院。2022年3月14日，患者因左侧胸痛伴活动后气喘不适于重庆市某医院就诊，完善胸部CT提示：左肺下叶软组织密度影；左侧大量胸腔积液伴左肺外压性不张，纵隔心脏右偏移。行胸腔穿刺置管引流胸腔积液，胸痛、气喘较前好转。胸腔积液病理提示腺癌，诊断为左肺腺癌伴恶性胸腔积液。2022年3月17日，患者出现乏力、间断性左上腹疼痛，偶有恶心，自行口服布洛芬缓释胶囊0.4 g止痛，2次/天，上述症状未见明显好转。2022年3月21日，患者于我院就诊，诊断：左肺下叶腺癌cT4N3M1（双肺、胸膜、肝、骨）Ⅳ期，基因检测示EGFR 19外显子缺失突变。予以口服甲磺酸奥希替尼80 mg/d靶向治疗。期间患者多次行胸腔积液穿刺引流，顺铂胸腔灌注化疗。2022年5月复查疗效评价为部分缓解，2022年11月、2023年2月、2023年6月复查疗效评价为稳定，继续口服甲磺酸奥希替尼靶向治疗。2023年10月，患者腹部CT提示肝右叶肿块，较前增大，考虑局部进展，予以海扶刀聚焦超声治疗。2023年12月10日就诊，相关检查提示患者肝转移灶较前增大，完善穿刺活检提示转移性腺癌。复查基因结果提示EGFR 19外显子缺失突变。出院后予以盐酸吗啡缓释片（10 mg，12 h/次）止痛治疗及"普拉替尼"靶向治疗。本次就诊前1天，患者右中腹痛明显，偶有食管反流，无畏寒、发热、头晕、头痛，无咯血、胸痛、心悸，无呕吐、腹泻、皮疹等不适，口服盐酸吗啡缓释片（10 mg，12 h/次）止痛治疗后出现便秘，疼痛控制欠佳，为进一步诊治于2024年3月8日就诊。

2）体格检查

数字分级法评分5分。慢性病容，左锁骨上可触及直径约1 cm的肿大淋巴结，边界清，无压痛，其余浅表淋巴结未扪及肿大。左肺呼吸音低，右肺呼吸音清，未闻及明显干湿啰音。腹部平软，右中上腹压痛，无明显反跳痛及肌紧张。肋下未触及肝、脾，双下肢无水肿。病理征阴性。

3）辅助检查

胸上腹部增强CT显示：双肺多发结节、肿块，考虑为肺癌，合并双肺多发转移可能；肝右叶稍低密度结节肿块，较前增大，考虑转移（图4-5）。

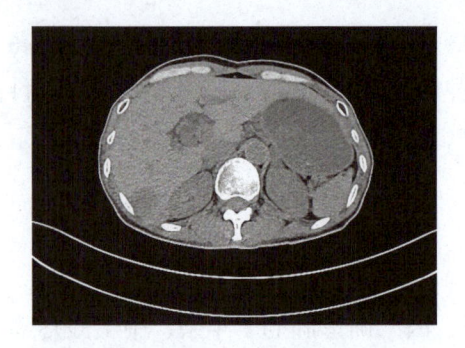

图 4-5 病例 2 胸上腹部增强 CT

肿瘤超声造影显示：肝 S6 病灶，性质待定，结合病史考虑转移灶超声造影声像。疑肝 S5 病灶，建议密切随诊排外 M 灶。肝 S7 病灶，性质待定（图 4-6）。

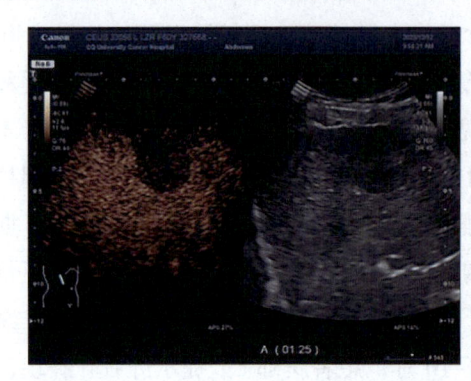

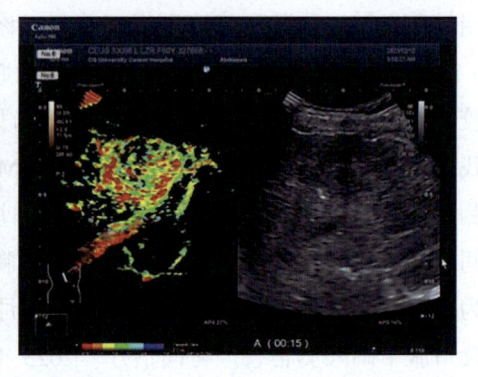

图 4-6 病例 2 肝脏超声

病理活检：肝 S6 肿物为腺癌，结合病史、组织形态及免疫组织化学染色结果支持肺腺癌转移。免疫组织化学染色结果：CK（+），CK7（+），TTF-1（+），CK19（+），CEA（+），Syn（-），CgA（-），CD56（+），Hepatocyte（-），p40（-），Glypican3（-），Ki-67（+，约 10%）（图 4-7）。

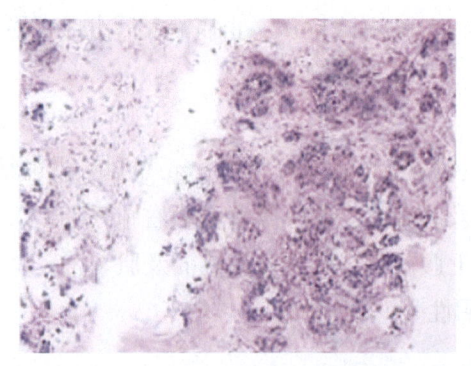

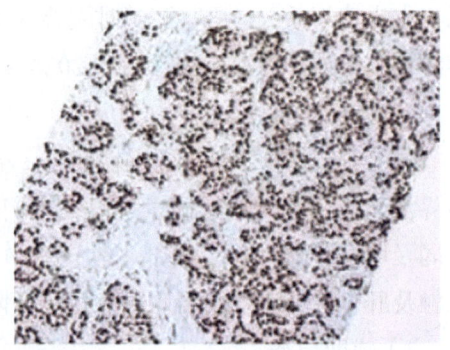

图 4-7 病例 2 肝脏病灶病理

4）诊断

①左肺下叶恶性肿瘤，腺癌Ⅳ期 cT4N3M1（双肺、胸膜、肝、骨）。②癌痛（混合性疼痛、骨转移性疼痛）。

5）治疗

入院时患者合并癌痛伴活动受限，结合病史明确诊断：①左肺下叶恶性肿瘤，腺癌Ⅳ期 cT4N3M1（双肺、胸膜、肝、骨）；②癌痛（混合性疼痛、骨转移性疼痛）。结合患者影像学表现，提示为肺癌肝、骨转移所致疼痛（混合性疼痛、骨转移性疼痛），因既往该部位已经行局部超声治疗，目前无再次放疗指征，考虑到患者爆发痛频繁，口服盐酸吗啡缓释片无法满意控制疼痛，立即予以 PCSA 技术。经药物等量换算，于 2024 年 3 月 8 日开始予以盐酸氢吗啡酮注射液 0.1 mg/h，持续皮下注射，PCSA 负荷量 0.2 mg/bolus，锁定时间 30 min。2024 年 3 月 10 日，基于全天爆发痛 10 次，疼痛控制欠佳，调整盐酸氢吗啡酮注射液 0.2 mg/h，持续皮下注射，PCSA 负荷量 0.4 mg/bolus，锁定时间 30 min。2024 年 3 月 12 日，基于全天爆发痛 6 次，疼痛控制仍欠佳，调整盐酸氢吗啡酮注射液 0.3 mg/h，持续皮下注射，PCSA 负荷量 0.5 mg/bolus，锁定时间 30 min。期间患者偶有恶心不适，予以对症治疗后好转。患者疼痛逐渐控制，较前明显缓解。患者疼痛缓解后生活质量明显提高，考虑到患者贫血，一般情况欠佳，且患者明确表示不接受化疗等抗肿瘤治疗，最后予以盐酸氢吗啡酮注射液 0.3 mg/h，持续皮下注射，PCSA 负荷量 0.5 mg/bolus，锁定时间 30 min，于 2024 年 3 月 22 日出院返回当地医院继续治疗。

6）治疗结果、随访及转归

患者数字分级法评分 < 3 分，24 h 爆发痛 < 3 次，不良反应耐受，患者舒适度及生活治疗明显提高（图 4-8）。

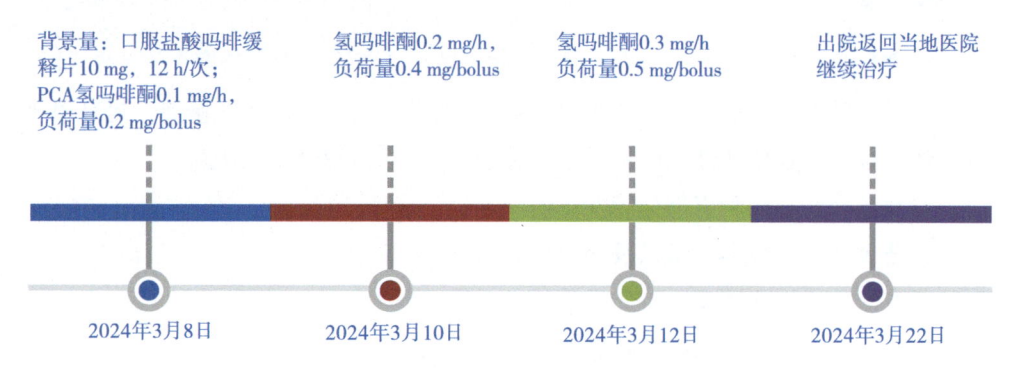

图 4-8　病例 2 治疗时间轴线

2. 析评

肺恶性肿瘤肝、骨多发转移患者由于继发肝、骨肿瘤不断生长对神经组织逐渐产生损伤，从而对机体产生较强烈的疼痛影响，最终发展为难治性癌痛和混合性疼痛。分段按三阶梯镇痛治疗方案，根据该患者的数字分级法疼痛评分进行调整用药，患者使用盐酸吗啡缓释片出现便秘，并且疼痛未能得到有效控制，因此将盐酸吗啡缓释片轮替为盐酸氢吗啡酮注射液，采用 PCSA 实行个体化给药，实现剂量滴定和缓解中、重度癌痛的持续治疗。分段盐酸氢吗啡酮注射液因其独特的化学结构，在临床癌痛管理中较吗啡表现出更多的优势。该药能在给药后 5 min 内起效，在血浆浓度达到峰值后 8 ~ 20 min 发挥最强镇痛作用，随后药物迅速分布于肝脏、脾脏、肾脏和骨骼肌，能显著降低患者的数字分级法评分，提高患者满意度。与其他阿片类药物一样，盐酸氢吗啡酮注射液常见的不良反应为恶心、呕吐、便秘、头晕、尿潴留、皮肤瘙痒等。本病例用药过程中出现恶心、呕吐不良反应，在对症处理后有效缓解。镇痛泵持续使用 4 天直至患者出院，疼痛控制佳，镇痛满意，未出现明显爆发痛，睡眠质量及饮食得到改善，并且便秘症状缓解，恶心、呕吐等药物不良反应较轻，说明盐酸氢吗啡酮注射液自控镇痛泵的疗效好，不良反应少，镇痛起效较快，可有效控制爆发痛。

作者：罗昊军　张均辉

病例 3

摘　要

病史摘要　患者，男，73 岁，因"咳嗽、咳痰 2 年余，诊断肺癌 1 年余"入院。诊断：①右肺上叶鳞癌，cT4N2M1 Ⅳ期；②癌痛。治疗上需尽快镇痛，提高患者的生活质量及治疗依从性，确保后续抗肿瘤治疗方案能够顺利实施。

症状体征　右侧胸肩部持续性胀痛。

诊断方法　影像学、组织及分子病理学。

治疗方法　快速镇痛 + 脑转移瘤 SBRT 放疗。

临床转归　患者疼痛明显减轻，提高了生活质量。

推荐阅读人群　肿瘤科；老年科；疼痛科。

关键词　PCA；癌痛；肺恶性肿瘤；骨继发恶性肿瘤。

1. 临床资料

1)一般资料

患者,男,73岁,因"咳嗽、咳痰2年余,诊断肺癌1年余"入院。2022年4月3日,患者因"咳嗽、咳痰3月余"就诊于我院,完善PET-CT检查,提示右肺上叶软组织肿块影,代谢增高,考虑肺癌伴阻塞性肺炎。右肺门软组织影增多,代谢增高,考虑转移可能。右侧肩峰处骨质结节状,代谢增高影,考虑转移可能大。进一步行经皮肺肿物穿刺活检,病理提示右肺肿物非小细胞癌,结合免疫组织化学染色结果,符合鳞状细胞癌;肺癌驱动基因示 *EGFR/ALK/ROS1*(-),诊断为右肺鳞癌、cT4N2M1 Ⅳ期(肺、骨)*EGFR/ALK/ROS1*(-)。患者于2022年4月28日、5月27日予以替雷利珠单抗联合TC方案化疗2周期,2周期后复查疗效达部分缓解,患者因个人原因未按医嘱返院规范抗肿瘤治疗,自行口服中药治疗。2023年1月16日,患者因咳嗽、咳痰、喘累加重再次就诊,完善相关检查提示病情进展,先后予以替雷利珠单抗联合TC方案、单药吉西他滨、单药长春瑞滨胶囊、肺部局部病灶姑息性放疗(46 Gy/23F)等多线多方案治疗,患者病情仍持续进展(脑、双肾、左肾上腺转移),头颅MRI检查提示颅内转移灶较前增大,同时伴有右侧胸肩部持续性胀痛,口服盐酸吗啡缓释片(20 mg,12 h/次)联合氨酚羟考酮(330 mg,6 h/次)镇痛治疗,疼痛控制不佳,数字分级法评分4~6分。患者为求进一步治疗再次就诊。

2)体格检查

ECOG评分2分,数字分级法评分6分。双侧瞳孔等大等圆,光反射灵敏。双肺呼吸音低,右肺为甚,双肺未闻及干湿啰音。右侧肌力4级,病理征未引出。

3)辅助检查

胸部CT:右肺上中叶肿块,范围明显增大;伴邻近胸壁侵犯及肋骨破坏,较前明显;阻塞性炎症、阻塞性肺不张,炎症较前减少,肺不张较前明显,此次右肺上叶完全不张(图4-9)。

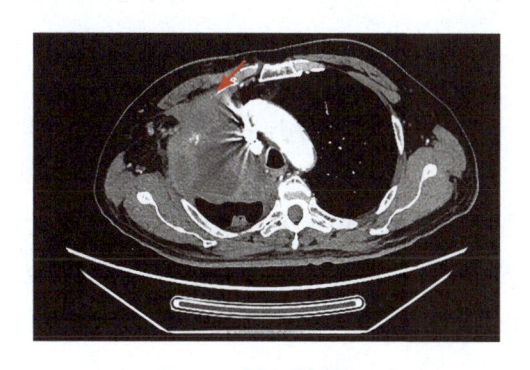

图4-9 病例3胸部CT

头颅 MRI：左侧额叶结节，考虑转移，较前增大；伴周围水肿灶，较前新增（图 4-10）。

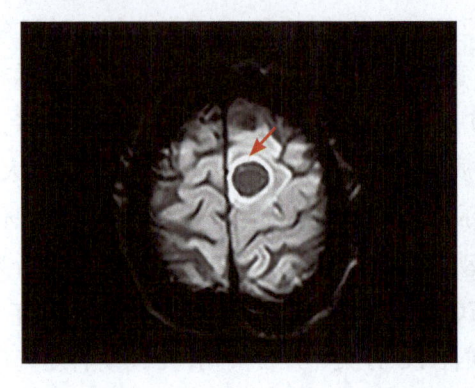

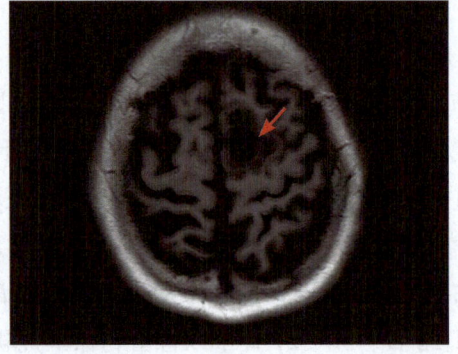

图 4-10　病例 3 头颅 MRI

病理结果：右肺肿物为非小细胞癌，结合免疫组织化学染色结果，符合鳞状细胞癌。免疫组织化学染色结果：CK7（-），TTF-1（-），Napsin A（-），p40（+），p63（+），Ki-67（+20%）（图 4-11）。

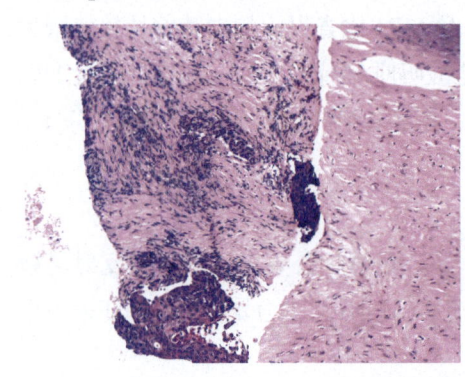

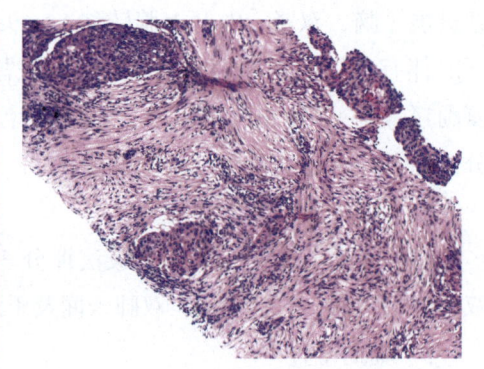

图 4-11　病例 3 右肺病灶病理

4）诊断

①右肺鳞癌，Ⅳ期 cT4N2M1（肺、骨、双肾、左肾上腺、脑）；②癌痛（骨转移性疼痛）。

5）治疗

入院时患者合并癌痛，数字分级法评分 6 分，既往行盐酸吗啡缓释片（20 mg，12 h/ 次）联合氨酚羟考酮（330 mg，6 h/ 次）止痛治疗，疼痛控制欠佳。患者对相关医疗措施存在抵触，诊断考虑为阿片类耐受。2024 年 2 月 25 日，经医疗组讨论后果断介入 PCSA 技术，初始予以盐酸氢吗啡酮注射液 0.2 mg/h，持续皮下注射，PCSA 负荷量 0.4 mg/bolus，锁定时间 30 min，24 h 后根据患者疼痛控制情况及爆发痛情况予以调整为盐酸氢吗啡酮注射液 0.3 mg/h，持续皮下注射，PCSA 负荷量 0.6 mg/bolus，锁定时间 30 min，疼痛控制满意。PCSA 介入第 3 天，患者疼痛明显缓解，体位配合度提高，顺利完成脑转移瘤立体定向放疗（2024 年 2 月 28 日至 3 月 1 日，照射部位为脑；剂量为 95% 计划靶区 27 Gy/3F，过程顺利。其后，患者 PCSA 模式下疼痛控制可，患者及其家属选择 PCSA 模式居家镇痛治疗。

6）治疗结果、随访及转归

患者初诊肺癌晚期病史，初始抗癌治疗效果满意，第一阶段无进展生存期 7 月余，因治疗依从性差导致病情后续进展，多线治疗后，总生存期达 22 个月。目前患者体能状态不佳，以最佳支持治疗为主，加强症状管理。经 PCSA 模式镇痛治疗及居家延伸模式，明显减轻患者的疼痛症状，提高患者生活质量（图 4-12）。

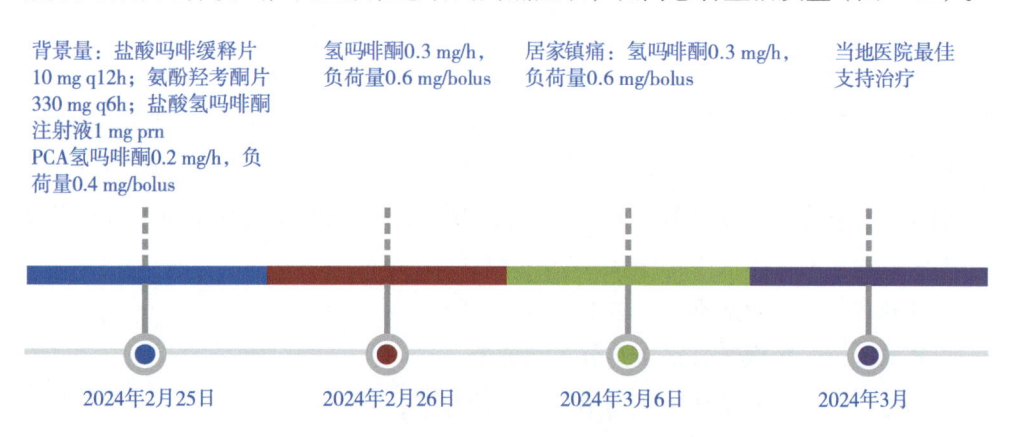

图 4-12　病例 3 治疗时间轴

2. 析评

肺癌为一类起源于支气管黏膜和腺体的恶性肿瘤，部分患者诊断时已是局部晚期或有远处转移，预后不佳。患者肺恶性肿瘤晚期，不可治愈之疾病，不宜行根治性抗肿瘤治疗，治疗以姑息性抗肿瘤治疗、规范化癌痛诊治、处理并发症、宣教、心理安慰等姑息治疗措施为主。本病例晚期肺癌，伴癌痛，既往口服盐酸吗啡缓释片效果欠佳。患者入院后给予盐酸氢吗啡酮注射液 PCSA，符合适应证范围。经过医疗组密切观察、评估后，调整到患者合适的镇痛剂量，疼痛控制可，保障了患者后续的抗肿瘤治疗。

针对癌痛的治疗，目前仍遵循 WHO 三阶梯镇痛原则，但仍有部分患者无法解决疼痛问题。PCA 技术是一种由患者根据自身疼痛情况自主控制给予预设剂量镇痛药物的镇痛方法。盐酸氢吗啡酮注射液起效迅速，药效是吗啡的 5～8 倍，引起恶心、呕吐等不良反应较吗啡少。因此，盐酸氢吗啡酮注射液被推荐为 PCA 常用的强阿片类药物。

系统回顾该患者的病史特点可以发现，癌痛的治疗贯穿整个治疗过程，疼痛问题能否被解决已成为抗肿瘤治疗上的关键点。我院老年肿瘤科的早期镇痛治疗理念，PCA泵镇痛体现了个体化和精细化，提高了患者的满意度及治疗的依从性，保证了后续抗肿瘤治疗的顺利实施，最终使患者临床获益。同时居家模式的探索进一步减轻了患者疼痛体验感，提高了患者的生活质量。

作者：李艳兰　余慧青

病例 4

摘　要

病史摘要　患者，男，60岁，因"肩背部疼痛2月，确诊肺癌1月余"就诊，经相关检查后诊断：①右肺上叶恶性肿瘤，腺癌Ⅳ期 cT4N3M1（骨、脑、肝？）；②癌痛。治疗上早期快速镇痛治疗，保证后续抗肿瘤治疗的临床实施，最终获得患者生活质量的提高及生存期延长的治疗目的。

症状体征　腰背部疼痛，右上肢活动受限。

诊断方法　影像学、组织及分子病理学。

治疗方法　快速镇痛＋靶向治疗＋骨治疗。

临床转归　患者疼痛明显减轻，依从性提高，抗肿瘤方案得以实施。

适合阅读人群　肿瘤科；老年科；疼痛科；营养科；骨科。

关键词　癌痛；PCA；肺癌；骨转移。

1. 临床资料

1）一般资料

患者，男，60岁，因"肩背部疼痛2月，确诊肺癌1月余"入院。2023年11月7日，患者无明显诱因出现肩背部位疼痛不适，呈持续性刺痛，程度较轻，可忍受，无明显加重和缓解因素；不伴乏力、纳差、咳嗽不适，无气喘、咯血、胸闷、胸痛等不适。于当地医院就诊，行胸部CT检查提示：右肺上叶结节（2.1 cm×2.4 cm）。未进一步治疗。2023年11月21日就诊，行右锁骨上穿刺活检，病理提示：右锁骨上淋巴结转移性腺癌，免疫组织化学染色结果支持肺来源。颈胸腰椎MRI显示：双侧髂骨、多个胸腰骶椎及部分附件骨转移，诊断：①右肺上叶腺癌，Ⅳ期 cT3N3M1（骨、脑、肝？）；②癌痛。

2）体格检查

ECOG 评分 1 分，数字分级法评分 5 分。慢性病容，浅表淋巴结未扪及肿大。右肺呼吸音低，未闻及明显干湿啰音。腹部平软，无压痛、反跳痛及肌紧张。肋下未触及肝、脾，双下肢无水肿。病理征阴性。

3）辅助检查

胸部、上腹部增强 CT：右肺上叶后段不规则肿块，考虑肺癌可能，请结合临床随诊。右肺上中叶及左肺上叶小结节，怀疑炎症结节。其他待排除。双肺门、纵隔内多发淋巴结，显示部分肿大，部分考虑转移可能（图 4-13）。

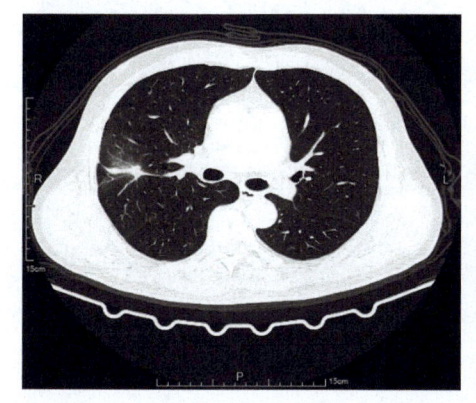

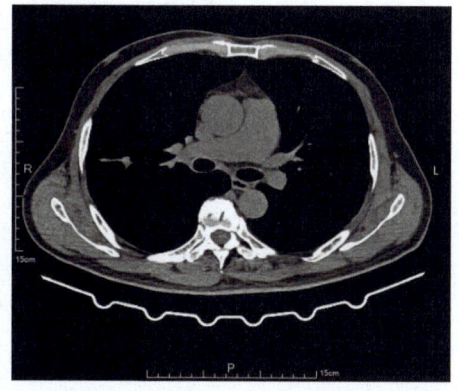

图 4-13 病例 4 胸部 CT

头部、颈胸、腰椎体增强 MRI 显示：双侧髂骨，多个胸、腰、骶椎及部分附件骨转移，胸 11、12 椎体轻度楔形变；双侧坐骨、双侧股骨上段及左侧股骨中段骨质异常，考虑骨转移（图 4-14）。

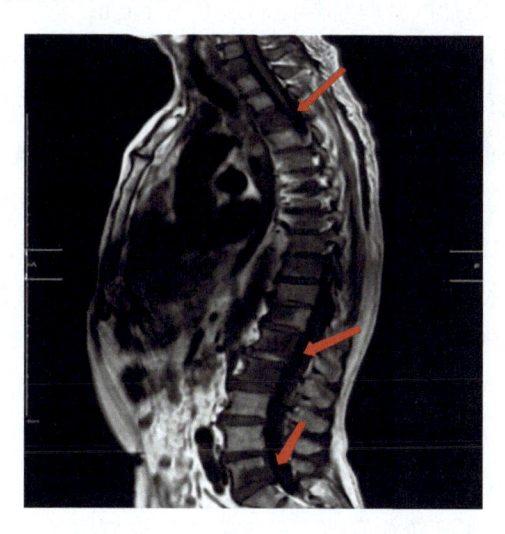

图 4-14 病例 4 颈、胸、腰椎 MRI

病理活检：（K24-04550、K23-14842）胸骨上窝淋巴结转移性腺癌，免疫组织化学染色结果支持肺来源。免疫组织化学染色结果：CK-pan（+）、CK7（+）、TTF-1（+）、p40（−）、PAX-8（−）、Ki-67（+，约40%）（图4-15）。

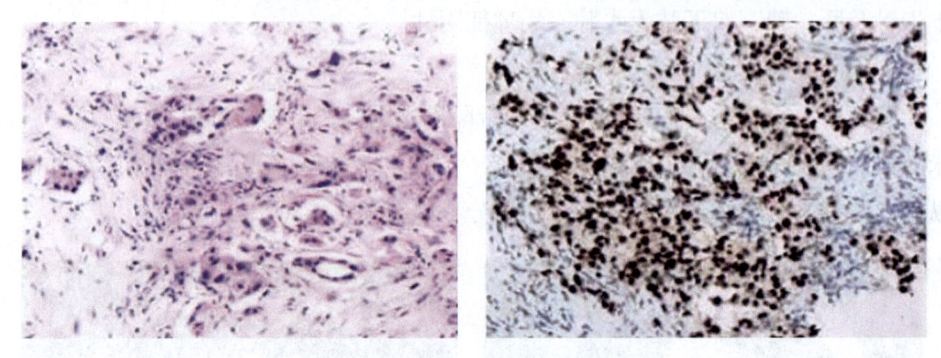

图 4-15　病例 4 淋巴结病理活检

基因检测：EGFR 基因 *exon19* 的 c.2236_2250del（p.E746_A750del）突变，丰度为 26.76%。

4）诊断

①右肺上叶腺癌，Ⅳ期 cT4N3M1（骨、脑、肝）；②癌痛（骨转移性疼痛）。

5）治疗

2023 年 11 月 21 日入院时患者肩背部疼痛明显，数字分级法评分 5 分，影响夜间睡眠、进食，伴上肢活动受限，完善相关检查后明确诊断为肺腺癌合并癌痛。结合患者影像学表现，提示为肿瘤骨转移所致疼痛（骨转移性疼痛），考虑到患者爆发痛频繁，影响夜间睡眠、进食及上肢活动，立即予以 PCA 镇痛治疗。2023 年 11 月 27 日开始予以盐酸氢吗啡酮注射液 0.05 mg/h，持续皮下注射，PCA 负荷量 0.1 mg/bolus，锁定时间 60 min。2023 年 11 月 28 日，基于全天爆发痛 9 次，疼痛控制欠佳，调整盐酸氢吗啡酮注射液 0.1 mg/h，持续皮下注射，PCA 负荷量 0.2 mg/bolus，锁定时间 60 min。24 h 爆发痛 2 次，数字分级法评分 2 分，患者持续应用皮下自控镇痛技术，疼痛控制稳定。2023 年 11 月 30 日，患者带泵出院，居家镇痛。2023 年 12 月 3 日，患者更换盐酸吗啡缓释片进行镇痛（60 mg，12 h/次），效果满意，后逐渐减量。2023 年 12 月 18 日，患者肩背部疼痛明显好转，自行停用盐酸吗啡缓释片镇痛。2023 年 12 月 19 日，开始接受骨转移病灶减症放疗，患者基因结果提示：EGFR 基因 19 外显子缺失突变。2023 年 12 月 7 日，开始口服阿美替尼（110 mg/d）靶向治疗。

6）治疗结果、随访及转归

院外患者肩背部疼痛较前好转，整体耐受，未口服止痛药，舒适度及生活质量明显提高（图 4-16）。

背景量：盐酸氢吗啡酮注射液0.05 mg/h，负荷量 0.1 mg/bolus	盐酸氢吗啡酮注射液 0.1 mg/h，负荷量 0.2 mg/bolus	居家镇痛：盐酸氢吗啡酮注射液0.1 mg/h，负荷量 0.2 mg/bolus	盐酸吗啡缓释片 60 mg q12h
2023年11月27日	2023年11月28日	2023年11月30日	2023年12月3日

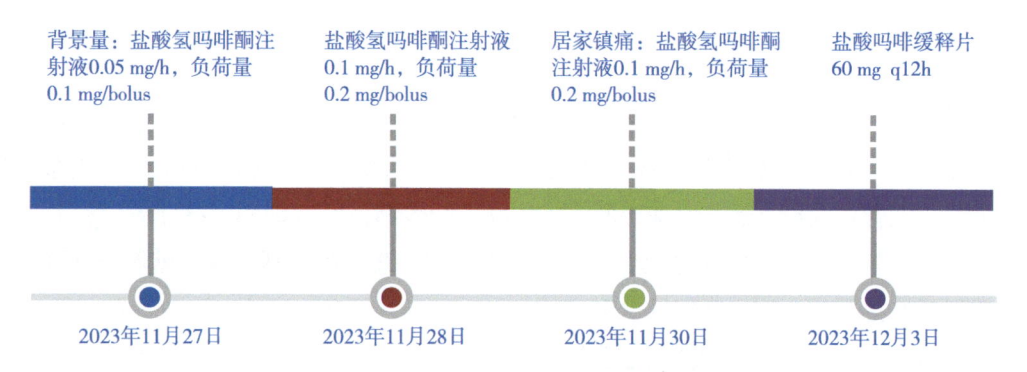

图 4-16　病例 4 治疗时间轴

2. 析评

癌痛是晚期癌症患者最常见的症状，疼痛发生率可高达 80%～90%，其中癌性骨转移引起的癌性骨痛较常见。癌性骨痛会促进机体疼痛激素的释放，影响机体正常的免疫功能和疾病预后；如果癌性骨痛得不到及时、有效的控制，可导致患者焦虑、抑郁、睡眠紊乱等，长期控制不佳的慢性疼痛可显著降低患者生活质量，重度癌性骨痛患者甚至可能产生自杀倾向，严重危害患者生命健康。大部分癌痛患者可以通过口服或外用的给药模式取得良好的镇痛效果，但 10%～20% 的患者属于难治性癌痛，需要选择非口服或微创介入方法进行治疗。PCA 泵作为一种非口服给药方式，可提供持续输注，保证稳定、有效的镇痛浓度，且按需给药可迅速满足患者自主控制爆发痛的需求，减少爆发痛的程度和频率，提供更有效迅捷的镇痛效果。

肿瘤治疗过程中，延长患者生存时间与提高其生活质量缺一不可，镇痛治疗与抗肿瘤治疗同等重要。重度癌痛是临床急症，需要快速镇痛。本病例以肩背部疼痛为主，考虑骨转移引起的神经病理性疼痛，由于口服阿片类药物镇痛效果不佳，入院后及时采用盐酸氢吗啡酮注射液进行 PCA，及时、有效地控制了疼痛，出院时予以居家镇痛，方便且有效。

作者：罗昊军　张均辉

病例 5

摘　要

病史摘要　患者，男，69岁，因"确诊左肺癌1年余，左胸痛、气喘加重1周余"就诊，完善相关检查后，明确诊断：①左肺上叶腺癌，Ⅳ B 期 rT4N3M1c（膈肌、双肺、胸膜、骨）；②癌痛。治疗上需尽快镇痛，提高患者的生活质量及就医依从性，确保后续抗肿瘤治疗方案能够顺利实施。

症状体征　左侧胸部持续性胀痛。

诊断方法　影像学、组织病理学。

治疗方法　快速镇痛。

临床转归　患者疼痛明显减轻，提高了生活质量。

推荐阅读人群　肿瘤科；老年科；疼痛科。

关键词　PCA；癌痛；肺恶性肿瘤；骨继发恶性肿瘤。

1. 临床资料

1）一般资料

患者，男，69岁，因"确诊左肺癌1年余，左胸痛、气喘加重1周余"入院。2022年7月，患者院外行胸部增强CT提示左肺上叶尖段占位，考虑肿瘤性病变的可能。2022年7月13日，患者在我院胸外科行胸腔镜下左肺上叶、下叶楔形切除术+胸膜粘连烙断术，术后病理示：①左上肺肿物为浸润性腺癌，腺泡型为主（约占80%），部分区域为乳头状癌（约占10%），以及少量实体型腺癌（10%），肿瘤大小3.5 cm×3 cm×2.8 cm，癌组织侵犯肺膜，气道播散（+），未见神经侵犯，脉管内癌栓（+）。切缘净。②左下肺背段结节，见腺癌累及。③胸膜结节，见腺癌累及。术后诊断为左肺上叶腺癌，pT4NxM1a Ⅳ A 期。肺癌驱动基因检测提示 EGFR 21 号外显子 L861Q 突变。予以口服甲磺酸阿美替尼 110 mg/d 靶向治疗。患者术后存在持续性左侧胸部刺痛，且逐渐加重，出现不可耐受的情况。2023年7月6日，患者行胸部增强 CT 提示双肺多发结节，少部分较前稍增大，左侧胸腔积液较前稍增多；骨 ECT 提示左侧髂骨、左侧髋臼显像剂浓聚伴骨质破坏，考虑骨转移可能。因此，修正诊断为左肺上叶腺癌，rT4N3M1c Ⅳ B 期（膈肌、双肺、胸膜、骨），予以盐酸羟考酮缓释片止痛、伊班膦酸抑制破骨细胞、顺铂胸腔灌注化疗、髂骨及髋臼骨转移减症放疗，更换马来酸阿法替尼靶向治疗。患者病情逐渐进展，2023年11月8日返院复查，增强 CT 提示双侧多根肋骨、左侧髂骨、髋臼骨质改变，考虑转移可能，左侧胸部持续性疼痛且进行性加重，口服盐酸羟考酮缓释片（160 mg，q12h）止痛，疼痛控制不满意，患者为求进一步检查治疗就诊。

2）体格检查

ECOG 评分 1 分，数字分级法评分 5 分。左侧胸壁可见一处约 5 cm 陈旧性瘢痕，愈合可，瘢痕下未及明显结节，双肺呼吸音低，左侧为甚，未闻及干湿啰音。

3）辅助检查

胸部 CT：左肺上叶术后，左上肺门团块影，术后改变？双肺多发结节。双侧叶间裂增厚，考虑转移。双侧多根肋骨、左侧髂骨、髋臼骨质改变，考虑转移可能（图 4-17）。

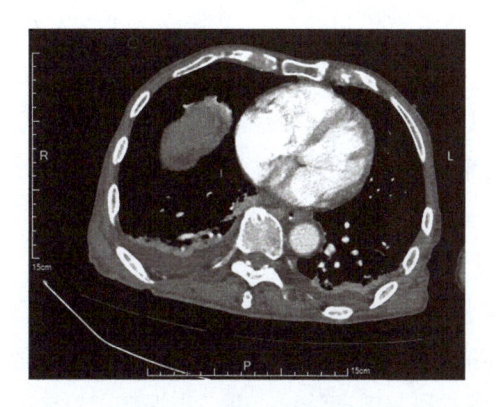

图 4-17　病例 5 胸部 CT

病理结果：术后病理提示左上肺肿物为浸润性腺癌，腺泡型为主（约占 80%），部分区域为乳头状癌（约占 10%），以及少量实体型腺癌（10%），肿瘤大小 3.5 cm×3 cm×2.8 cm，癌组织侵犯肺膜，气道播散（+），未见神经侵犯，脉管内癌栓（+）。切缘净。左下肺背段结节，见腺癌累及。胸膜结节，见腺癌累及（图 4-18）。

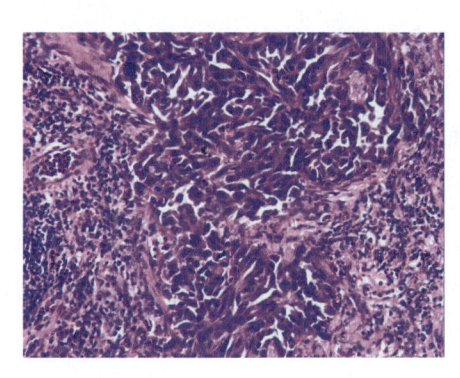

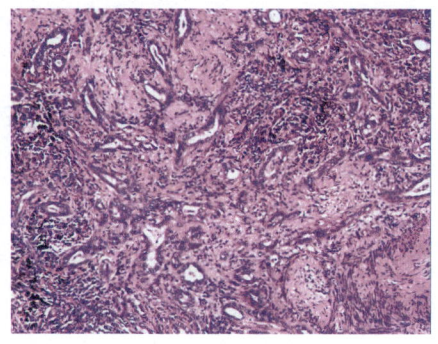

图 4-18　病例 5 肺部病灶病理

基因检测结果：该样本在本次检测范围内检测到 EGFR L861Q 位于 21 号外显子上的第 2582 位核苷酸 T 被核苷酸 A 替代，导致相应蛋白序列中第 861 位氨基酸亮氨酸（L）被氨基酸谷氨酰胺（Q）替代，此突变在样本中的突变丰度为 12.39%。

4）诊断

①左肺上叶腺癌，rT4N3M1c Ⅳ B 期（膈肌、双肺、胸膜、骨）。②癌痛，躯体痛伴神经病理性疼痛。

5）治疗

入院时患者合并癌痛，口服盐酸羟考酮缓释片（160 mg, q12h）止痛，疼痛控制不满意，数字分级法评分 5 分，属于中度癌痛、阿片耐受患者，结合影像学表现及疼痛性质，考虑与患者胸膜增厚转移所致混合性疼痛（躯体痛伴神经病理性疼痛），入院后经医疗组讨论后，果断介入 PCSA 技术，初始予以盐酸氢吗啡酮注射液 0.8 mg/h，持续皮下注射，PCSA 负荷量 1.2 mg/bolus，锁定时间 60 min，同时辅以加巴喷丁辅助镇痛治疗。患者疼痛缓解，可耐受，生活质量提高，暂不考虑肋间神经阻滞及 IDDS 介入镇痛治疗方式，选择 PCSA 模式居家镇痛治疗，疼痛稳定后出院。

6）治疗结果、随访及转归

患者为晚期肺癌，既往多线治疗后，此次因癌痛控制不佳入院，予以 PCSA 模式镇痛治疗后，疼痛明显缓解。同时，患者因长期口服阿片类药物导致胃肠功能紊乱，选择 PCSA 模式居家镇痛治疗，进一步提高了患者的生活质量（图 4-19）。

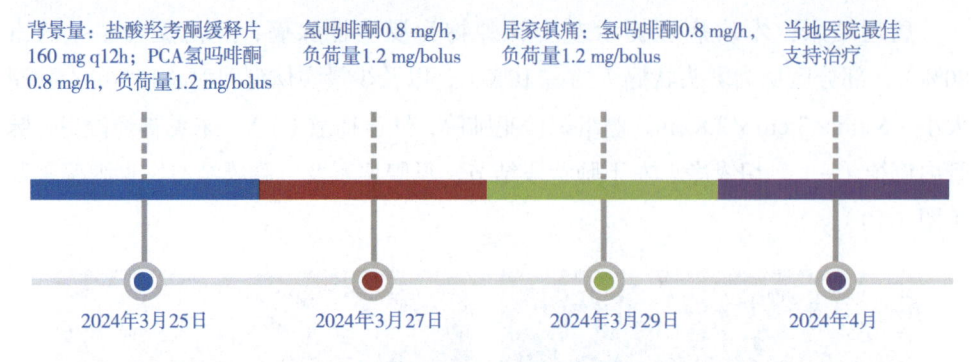

背景量：盐酸羟考酮缓释片 160 mg q12h；PCA 氢吗啡酮 0.8 mg/h，负荷量 1.2 mg/bolus	氢吗啡酮 0.8 mg/h，负荷量 1.2 mg/bolus	居家镇痛：氢吗啡酮 0.8 mg/h，负荷量 1.2 mg/bolus	当地医院最佳支持治疗
2024年3月25日	2024年3月27日	2024年3月29日	2024年4月

图 4-19 病例 5 治疗时间轴

2. 析评

晚期肿瘤患者常因肿瘤局部侵犯及远处转移引起组织损伤而导致疼痛，癌痛不仅给患者带来了极大痛苦，而且还会引发焦虑、抑郁等负面情况及降低治疗依从性。此外，癌痛的病因、病理机制复杂，同一种疾病及病理类型的肿瘤会因分期不同、肿瘤原发部位及转移部位不同、患者身体状况不同等因素导致使用同一种药物的镇痛效果不同。因此，个体化、按需给药在癌痛中显得尤为重要。PCA皮下药物镇痛泵是一种简单、方便、快速的镇痛方法，患者可根据个人疼痛情况自控给药，以达到理想镇痛效果，在临床上已得到了广泛应用。

系统回顾该病例的病史特点可以发现，患者既往口服盐酸羟考酮缓释片，剂量大，疼痛控制欠佳，消化道反应重。PCA技术对于阿片类药物耐受患者中的再滴定、解救爆发痛具有相当优势。结合本案例可以看出，PCA模式镇痛技术可以显著减轻晚期癌症患者的疼痛，提高治疗满意度，具有显著的临床应用价值，同时由此延伸出来的居家镇痛模式为晚期癌痛患者带来了新的希望。

作者：李艳兰　余慧青

病例 6

摘　要

病史摘要　患者，男，73岁，因"确诊肺癌19年余，发现左颈部肿物伴疼痛1个月余"就诊，经相关检查后诊断：①左锁骨上淋巴结继发恶性肿瘤（小细胞癌）；②癌痛。治疗上早期快速镇痛治疗，保证后续免疫联合化疗抗肿瘤治疗的临床实施，最终获得患者生活质量的提高及生存期延长的治疗目的。

症状体征　腰背部疼痛，左侧颈部胀痛不适，活动受限。

诊断方法　影像学、组织及分子病理学。

治疗方法　快速镇痛＋免疫治疗＋化学治疗。

临床转归　患者疼痛明显减轻，依从性提高，抗肿瘤方案得以实施。

适合阅读人群　肿瘤科；老年科；疼痛科；营养科。

关键词　癌痛；PCA；肺癌；小细胞癌。

1. 临床资料

1）一般资料

患者，男，73岁，因"确诊肺癌19年余，发现左颈部肿物伴疼痛1月余"为主诉就诊。19年余前（2004年2月）因"咳嗽、咳痰，发现左肺阴影"于外院就诊，胸部CT提示左下肺团块状阴影（2.0 cm×2.5 cm），性质待定，进一步行经皮肺穿刺活检，细胞学病理检查显示少量癌细胞，倾向于腺癌。诊断为左肺下叶腺癌，cT1N3M0 ⅢA期，予以吉西他滨＋卡铂化疗2周期，之后未继续化疗，予以中药治疗。2006年，患者因咳嗽较前明显，就诊当地医院，予以伽玛刀治疗后，咳嗽较前缓解，未行其他抗肿瘤治疗，此后患者自诉每年复查胸部CT，未见异常。2018年4月，患者因腰痛1个月就诊，胸部增强CT提示：左下肺肿块影（4.2 cm×2.7 cm），考虑为新生物，肺癌可能性大；双肺结节，转移。诊断：左肺腺癌，cT4N3M1 Ⅳ期（右肺）。予以TP方案（紫杉醇酯质体+顺铂）化疗1周期。2018年6月4日，患者再次行左肺病灶伽马刀治疗，后未再进一步抗肿瘤治疗。2023年2月，患者因"腰痛并活动受限10余天"就诊当地医院，胸椎平扫MRI提示：胸12椎体压缩性骨折伴骨性椎管狭窄，不排除病理性骨折。予以局麻下行胸12椎体形成术。术后病理诊断：于碎骨组织（胸椎组织）间见少许挤压变形细胞，组织挤压变形明显，形态结构不清。2023年3月，患者发现左颈部肿物伴疼痛及声音嘶哑，症状持续存在并逐渐加重，予以依托考昔60 mg/d止痛治疗，止痛效果欠佳。为求进一步诊治于2023年4月就诊。

2）体格检查

ECOG 3分，数字分级法评分6分。生命体征平稳。体形消瘦。被动体位。左颈部触及一个大小约5 cm×6 cm淋巴结，质硬，边界欠清，活动度差。左肺呼吸音稍低，未闻及确切干湿啰音。腹凹陷，无压痛、反跳痛。

3）辅助检查

胸上腹部增强CT：左肺下叶肿块治疗后改变，较前增大（5.1 cm×3.9 cm），双肺结节转移。纵隔及双肺门、左侧锁骨上淋巴结（7 cm×3.8 cm），部分考虑转移瘤，部分较前增大，部分压迫邻近结构。胸12椎体压缩性骨折治疗后改变。胸9锥体骨转移可能，较前新增。双侧肾上腺转移瘤（图4-20）。

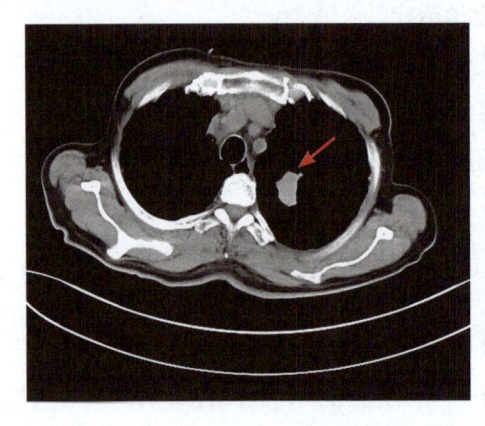

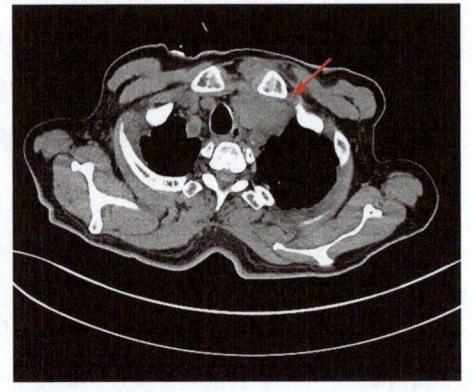

图4-20 病例6胸、腹部CT

颈、胸、腰椎MRI：胸、腰、椎多发转移瘤，胸12椎体压缩性骨折，治疗后改变。胸12椎体及周围软组织影后突，局部椎管狭窄，硬膜囊及脊髓受压（图4-21）。

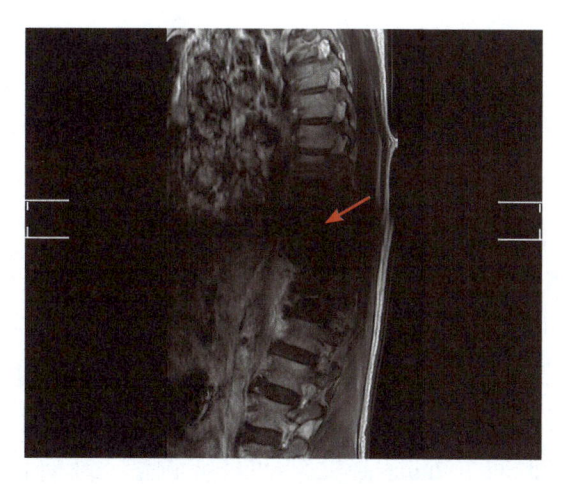

图 4-21 病例 6 颈胸腰椎 MRI

全身骨扫描：胸腰椎多发转移瘤，骨转移可能，胸 12 椎体显像剂浓聚；余双侧肋骨及脊柱显像剂分布不均。

病理活检：左锁骨上淋巴结见低分化癌，组织学形态及免疫组织化学染色结果符合小细胞癌。免疫组织化学染色结果：CK7（-），TTF1（-），CK5/6（+），p40（+），Ki-67（+70%），Syn（-），CgA（-），CD56（-）（图 4-22）。

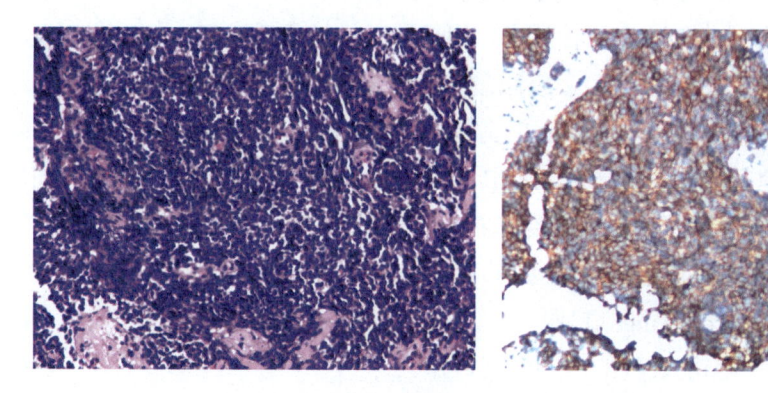

图 4-22 病例 6 左锁骨上淋巴结病理

4）诊断

①左锁骨上淋巴结继发恶性肿瘤，小细胞癌。②癌痛，骨转移性疼痛伴神经病理性疼痛。

5）治疗

患者入院时合并癌痛，入院第 1 天数字分级法评分达 6 分，同时出现焦虑，且对相关医疗措施存在抵触情绪，为快速镇痛，首先予以盐酸氢吗啡酮注射液 0.1 mg/h，持续皮下注射，PCA 负荷量 0.3 mg/bolus，锁定时间 30 min。经 PCA 处理后第 2 天，患者数字分级法评分降至 3 分以下，疼痛得到一定缓解，但出现尿潴留并发症，予以口服坦索罗辛等处理后好转。随着患者疼痛的缓解，其治疗依从性提高，逐步完善后续颈部肿物穿刺活检等检查，以便明确诊断及全面评估疾病基线水平。患者完善相关检查后，明确诊断：①左锁骨上淋巴结继发恶性肿瘤，小细胞癌；②癌痛，为混合型疼痛、骨转移性癌痛。结合患者影像学表现，提示为椎体转移所致疼痛（混合型疼痛、骨转移性癌痛），经 MDT 后，予以支具外固定（患者已行椎体成形手术）、甘露醇脱水、地塞米松抗炎、伊班膦酸钠抗骨质破坏，以及辅以加巴喷丁治疗神经痛。入院第 9 天，患者疼痛再次波动，多次出现爆发痛，为了保证放疗的顺利实施，以及及时处理化疗途中的爆发痛，经医疗组讨论后调整氢吗啡酮注射液剂量，提高至 0.3 mg/h，持续皮下注射，PCA 负荷量 0.6 mg/bolus，锁定时间 30 min。经过 5 天的剂量调整，到入院第 14 天（化疗第 3 天），患者 24 h 爆发痛降至 3 次以下，疼痛明显缓解。患者疼痛缓解后治疗配合度提高，顺利完成了全程化疗。最后以盐酸氢吗啡酮注射液 0.3 mg/h 持续皮下注射，PCA 负荷量 0.6 mg/bolus，锁定时间 30 min，返回当地医院继续止痛处理。出院后，患者于当地医院行后续止痛治疗，因疼痛较前明显，以盐酸氢吗啡酮注射液 1.0 mg/h 持续皮下注射，PCA 负荷量 2.0 mg/bolus，锁定时间 30 min 止痛治疗。2023 年 7 月 10 日，患者再次因疼痛住院治疗。完善相关检查评估后，继续予以免疫化疗及甘露醇脱水、地塞米松抗炎、伊班膦酸钠抗骨质破坏、加巴喷丁及阿普唑仑帮助睡眠等对症治疗，后逐渐减量至盐酸氢吗啡酮注射液 0.5 mg/h，持续皮下注射，PCA 负荷量 1.0 mg/bolus，锁定时间 60 min，居家镇痛治疗。2023 年 8 月，患者于我院复查提示病情较前好转，疗效评价局部部分缓解，患者疼痛较前明显好转，继续给予斯鲁利单抗联合依托泊苷化疗 6 周期，后予以免疫维持治疗。PCA 止痛治疗转换为口服盐酸吗啡缓释片（30 mg，12 h/次）止痛治疗，后逐渐减量盐酸吗啡缓释片至 30 mg/d 口服。

6）治疗结果、随访及转归

该例难治性癌痛患者经过 PCA 的转换治疗成功控制疼痛，为后续抗肿瘤治疗提供有利的条件，经过全程管理、MDT、规范化抗肿瘤治疗后，患者的生活质量得到了明显的提升。目前患者免疫维持治疗中，总生存期长达 12 个月以上（图 4-23）。

2. 析评

疼痛是肿瘤患者常见症状之一，而疼痛管理是肿瘤治疗中的重要部分，疼痛治疗对延长患者生存期有积极影响，全面的镇痛治疗对提高患者生活质量有促进作用。该患者入院时数字分级法评分 8 分，为重度疼痛，需要快速镇痛，选择了盐酸氢吗啡酮注射液 PCA 快速滴定，达到了起效快和按需给药的目的，在最短的

第4章 癌痛全程管理的经典案例

PCA盐酸氢吗啡酮注射液0.1 mg/h，负荷量0.2 mg/bolus	氢盐酸吗啡酮注射液0.3 mg/h，负荷量0.6 mg/bolus	盐酸氢吗啡酮注射液1.0 mg/h，负荷量2.0 mg/bolus	盐酸氢吗啡酮注射液0.5 mg/h，负荷量1.0 mg/bolus	盐酸吗啡缓释片30 mg，12 h/次
2023年4月	2023年4月14日	2023年6月	2023年7月10日	2023年8月

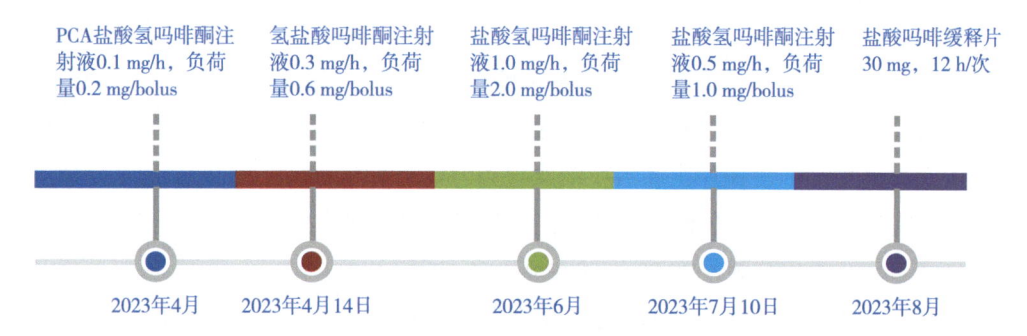

图 4-23　病例 6 治疗时间轴线

时间内快速控制疼痛，让患者对进一步的治疗有了信心。再给予地塞米松、甘露醇、加巴喷丁等辅助止痛治疗，同时对原发病积极治疗（化疗联合免疫治疗），为镇痛药物的减量提供前提。此病例最终通过多种治疗手段使肿瘤病灶缩小，实现了镇痛药物的减量，生活质量进一步提高。

本病例为骨转移性癌痛合并癌性神经病理性疼痛，属于难治性癌痛。难治性癌痛的病因有很多，其中骨转移、肿瘤负荷过大、神经侵袭、阿片类药物耐受等是主要的因素。难治性疼痛管理通常需要多学科团队合作治疗和综合方法，包括手术、全身化疗、放疗、介入治疗或其他辅助方法。氩氦刀冷冻消融术适用于肿瘤较大引起的癌痛，可快速缩小肿瘤体积；有效的放化疗也可以缩小肿瘤直径；神经根射频损毁术适用于肿瘤压迫或侵袭引起的顽固性神经痛；由骨破坏性侵蚀引起的疼痛可以通过经皮骨水泥成形术来治疗。辅助治疗可以选择一些抗抑郁药、抗惊厥药，这类药物的合理应用还可以增强阿片药物的镇痛效果，调节情绪。依据老年肿瘤科的早期快速镇痛、积极治疗原发疾病的治疗理念，予以盐酸氢吗啡酮注射液 PCA 早期快速成功镇痛，提高了患者的满意度及治疗依从性，保证了后续针对病因治疗的顺利实施，最终实现临床获益。

作者：罗昊军　张均辉

病例 7

摘　要

病史摘要　患者，男，68 岁，因"胸部疼痛 2 年 4 个月，加重半个月"就诊。完善相关检查后明确诊断：①右肺下叶腺癌，cT1N2M1 Ⅳ期（肺、骨转移，肾上腺及脑转移待排；*EGFR/ALK/ROS1* 野生型）；②难治性癌痛（肋骨转移性疼痛）。

入院前半个月，患者院外给予盐酸吗啡缓释片（150 mg，12 h/次）止痛治疗，疼痛控制差，每日频繁且多次出现右侧胸部及后背等部位爆发痛不适。入院后给予肋骨转移病灶减症放疗并转换用 PCA 持续镇痛治疗，患者疼痛症状有所改善，但再次换用盐酸吗啡缓释片止痛治疗不能耐受，给予带泵出院，行 PCA 居家镇痛治疗。最终达到提高患者生活质量、延长生存期的治疗目的。

症状体征　痛苦貌，胸 10 椎体左侧压痛。

诊断方法　影像学、组织及分子病理学。

治疗方法　PCA 持续镇痛、居家镇痛、营养治疗、支持治疗、放射治疗。

临床转归　患者疼痛明显减轻，生活治疗提高。

适合阅读人群　肿瘤科；老年科；疼痛科；营养科；缓和医疗科。

关键词　骨转移性疼痛；PCA；癌痛；肺癌；居家镇痛。

1. 临床资料

1）一般资料

患者，男，68 岁，因"胸部疼痛 2 年 4 个月，加重半个月"为主诉就诊。患者以胸痛不适起病，完善检查后诊断：①右肺下叶腺癌，cT1N2M1 Ⅳ期（肺、骨转移，肾上腺及脑转移待排；*EGFR/ALK/ROS1* 野生型）；②难治性癌痛（肋骨转移性疼痛）。既往给予多周期多线化疗、免疫治疗等治疗。1 个月前胸部 CT 检查提示：左侧第 10 肋骨转移灶较前增大。半个月前，患者左侧胸部疼痛不适加重，院外给予盐酸吗啡缓释片（150 mg，12 h/次）止痛治疗，疼痛控制差，每日频繁且多次出现右侧胸部及后背等多部位爆发痛不适，为进一步诊治就诊。

2）体格检查

ECOG 评分 2 分，数字分级法评分 6 分，意识清楚，精神差，痛苦病容，浅表淋巴结未扪及肿大。双肺呼吸音清，未闻及干湿啰音。心前区无隆起，心脏搏动正常，律齐，心音正常，各瓣膜听诊区未闻及病理性杂音。胸 10 椎体左侧压痛明显。

3）辅助检查

胸部增强 CT：右侧第 7 肋、左侧第 10 肋后骨质破坏，周围见软组织影增多及针样骨膜反应（图 4-24）。

病理及免疫组织化学染色：左锁骨上淋巴结转移性癌，结合病史及免疫组织化学染色结果符合肺腺癌转移。免疫组织化学染色结果：pan-CK（+），TTF-1（+），Napsin A（+），p40（−），Syn（−），CGA（−），CD56（−），CK7（+），Ki-67（约 10%+），PAX-8（−），NKX3.1（−），CK5/6（−），AR（−）（图 4-25）。

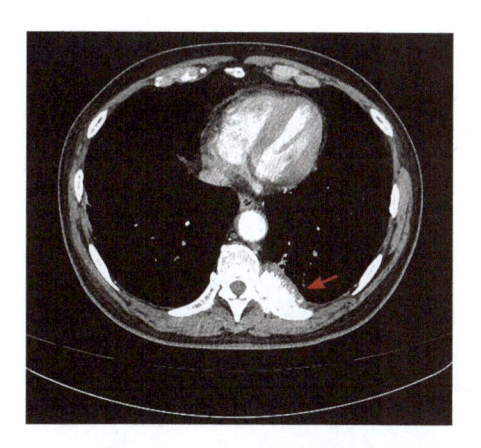

图 4-24　病例 7 胸部增强 CT

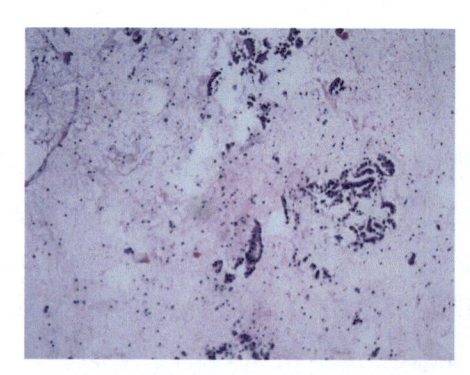

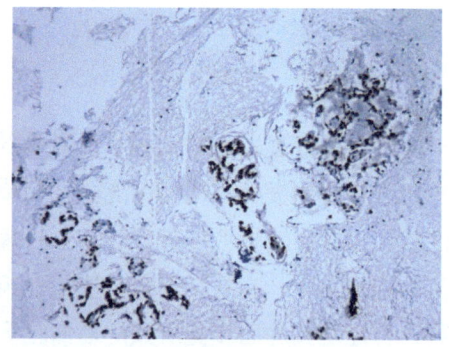

图 4-25　病例 7 左侧锁骨上淋巴结活检病理（苏木精 - 伊红染色，×100）

4）诊断

①右肺下叶腺癌，cT1N2M1 Ⅳ期（肺、骨转移，肾上腺及脑转移待排；*EGFR/ALK/ROS1* 野生型）；②难治性癌痛（肋骨转移性疼痛）。

5）治疗

入院时患者合并重度癌痛，数字分级法评分高达 7 分，同时伴有情绪低落、焦虑、乏力、出汗及纳差等不适。经过大剂量盐酸吗啡缓释片止痛治疗，效果不佳，考虑阿片类药物耐受。给予盐酸氢吗啡酮注射液肌注治疗，半小时后数字分级法评分降为 1 分，同时请放疗科医师会诊，给予肋骨转移病灶减症放疗后患者疼痛减轻，但换用盐酸吗啡缓释片后仍无法有效镇痛。因此，经医疗组讨论后决定再次施行 PCSA 技术。经药物等量换算，予以盐酸氢吗啡酮注射液 0.7 mg/h，持续皮下注射，PCA 负荷量为 1 mg/bolus，锁定时间 60 min。治疗后患者疼痛较前明显好转，爆发痛次数较前明显减少，每日爆发痛次数不超过 3 次，患者疼痛缓解，情绪好转，食欲提高。由于患者自身原因、医疗条件限制等因素影响，患者完成骨转移灶减症放疗后要求出院，完善相关手续后带 PCA 泵出院。患者院外止痛效果良好，无明显不良反应。

6）治疗结果、随访及转归

患者疼痛较前明显可控，爆发痛次数较前明显减少，每日爆发痛次数不超过3次，患者疼痛缓解，情绪好转，食欲提高（图4-26）。

背景量：盐酸氢吗啡酮注射液0.1 mg/h，负荷量0.2 mg/bolus　　2023年4月15日

盐酸氢吗啡酮注射液0.2 mg/h，负荷量0.4 mg/bolus　　2023年4月16日

开始抗肿瘤治疗：免疫联合化疗　　2023年4月17日

盐酸吗啡缓释片10 mg q12h　　2023年4月18日

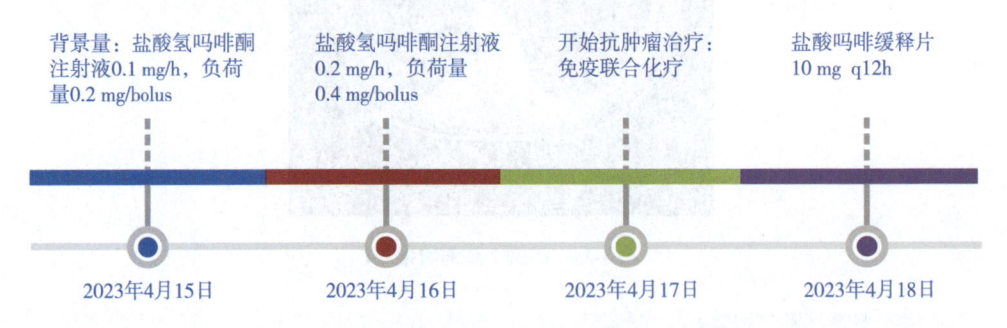

图4-26　病例7治疗时间轴

2. 析评

疼痛是癌症患者最常见和难以忍受的症状之一。癌痛不能得到及时、有效的控制，患者常感到极度不适，可能会引起或加重焦虑、抑郁、乏力、失眠及食欲缺乏等症状，显著影响患者的日常活动、自理能力、社会交往和整体生活质量。因此，规范的癌痛治疗，有效、安全、快速地控制疼痛，能有效地改善患者的生活质量。骨膜、神经受到肿瘤侵犯所致的疼痛较为剧烈，需要长期口服阿片类止痛药物，可能出现难治性癌痛及阿片类药物耐受。对于这类癌痛的管理较为棘手，PCA镇痛治疗为这类患者的治疗措施之一，其特点为能够早期、快速、持续缓解或消除疼痛，且携带方便，患者参与度高，可实现个体化使用等，在尽早到达止痛效果的同时减少药物的使用，避免严重不良反应的发生。近年来，随着镇痛技术的进步、治疗观念的改变、医疗制度的完善，使居家PCA镇痛已成为可能。

本病例入院后给予肋骨转移病灶减症放疗并转换为PCA持续镇痛治疗，疼痛有所改善，但再次轮换为盐酸吗啡缓释片时，止痛治疗效果欠佳。由于本次减症放疗已完成，患者考虑到自身原因、医疗条件限制等因素要求出院，经医疗组讨论后给予PCA居家镇痛治疗。在患者和家庭、医生、疼痛专科护士的共同参与下，患者居家癌痛控制良好，后续治疗的依从性提高，保证了后续抗肿瘤治疗的顺利实施，最终使患者临床获益。

作者：肖小意　张均辉

病例 8

摘 要

病史摘要 患者，男，70岁，因"诊断肺癌6月余，颈及右胸胀痛1月余"就诊，完善相关检查明确诊断：①右肺中叶鳞癌，cT4N3M1c ⅣB期（双肺、骨、脑）（*EGFR/ALK/ROS1* 野生型；PD-L1表达＜1%）；②癌痛（骨转移性癌痛）。治疗上给予早期快速镇痛，保证后续放疗、化疗等抗肿瘤治疗的实施，最终达到提高患者生活质量及延长生存期的目的。

症状体征 颈及右胸压痛阳性。

诊断方法 影像学、组织及分子病理学。

治疗方法 快速镇痛+局部姑息减症放疗。

临床转归 患者疼痛明显减轻，依从性提高，抗肿瘤方案得以实施。

适合阅读人群 肿瘤科；麻醉科；老年科；疼痛科；营养科。

关键词 癌痛；骨转移性疼痛；PCA；肺恶性肿瘤。

1. 临床资料

1）一般资料

患者，男，70岁，因"诊断肺癌6月余，颈及右胸胀痛1月余"为主诉就诊。2022年11月，患者因"咳嗽、咳痰、气促、胸痛"起病，于2023年5月9日在某医院行胸部CT，提示右肺门占位，完善纤支镜活检、全身PET-CT、基因检测等检查，明确诊断：右肺中叶鳞癌，cT2aN2M0 ⅢA（*EGFR/ALK/ROS1* 野生型；PD-L1表达＜1%）。未行放化疗等抗肿瘤治疗，院外口服中药治疗。2023年10月，患者右胸痛、颈部胀痛较前加重，于2023年11月8日就诊，完善胸部和腹部CT、头颅、椎体MRI等分期检查，修正诊断：右肺中叶鳞癌，cT4N3M1c ⅣB期（双肺、骨、脑）（*EGFR/ALK/ROS1* 野生型；PD-L1表达＜1%）。院外口服洛芬待因缓释片，止痛效果欠佳，数字分级法评分3~4分，为进一步检查治疗再次就诊。

2）体格检查

ECOG评分1分，数字分级法评分3~4分，颈7和胸1椎体压痛（+），全身浅表淋巴结未扪及肿大。胸廓对称，双肺呼吸运动正常，左肺呼吸音清，右肺呼吸音稍低，未闻及干湿啰音。心律齐，各瓣膜听诊区未闻及病理性杂音，无异常周围血管征。腹软，无压痛及反跳痛。双下肢无水肿。

3）辅助检查

胸、腹部CT：①右肺中下叶近肺门处可见软组织肿块，考虑中央型肺癌伴肺不张、阻塞性肺炎，侵犯纵隔和心包并累及右肺动静脉，请结合临床随诊。②右锁骨上、纵隔内、心膈角及双肺门显示部分增大，考虑转移，请结合临床随诊。③双肺散在结节，部分考虑转移。④双肺气肿、肺大疱，双肺散在慢性炎症。⑤右侧胸腔及右侧叶间裂积液，右肺部分膨胀不全。⑥心包少量积液。⑦右侧肱骨、胸1椎体内低密度灶及附件区骨质破坏，考虑转移，随诊。⑧双肾囊肿。⑨双侧肾上腺增粗，随诊（图4-27）。

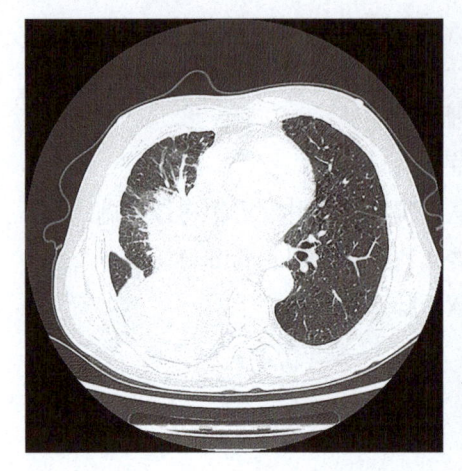

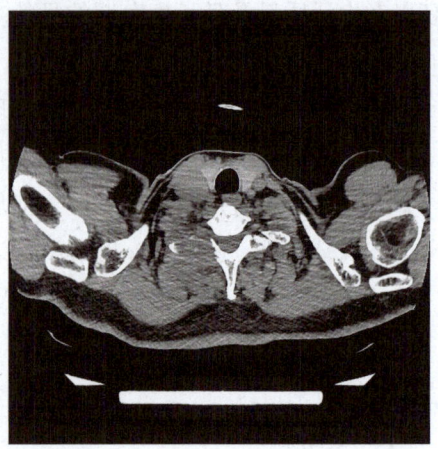

图 4-27　病例 8 胸、腹部 CT

头颅 MRI：双侧小脑强化结节，考虑转移，请结合临床（图4-28）。

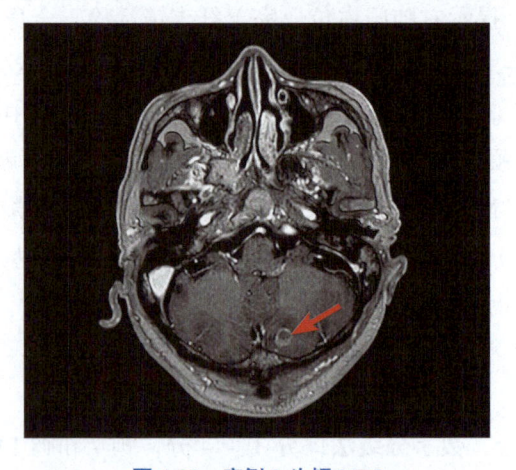

图 4-28　病例 8 头颅 MRI

纤支镜病理：右肺中叶开口活检组织为非小细胞癌，结合免疫组织化学染色符合鳞状细胞癌。免疫组织化学染色：CK（+），EMA（−），CgA（−），Syn（−），

CD56（−），Ki67（50%+），TTF-1（−），p40 个别细胞（+），Napsin A（−），p63（+），CK5/6（+），CK7（+）。

基因检测（肿瘤组织）：*EGFR/ALK/ROS1/BRAF/ERBB2/KRSA/MET/RET* 野生型；肿瘤突变负荷：15.95 个突变 /Mb；微卫星不稳定结果：MSS；PD-L1 表达（肿瘤组织）：TPS＜1%。

4）诊断

①右肺中叶鳞癌，cT4N3M1c Ⅳ B 期（双肺、骨、脑）（*EGFR/ALK/ROS1* 野生型；PD-L1 表达＜1%）；②癌痛（骨转移性癌痛）。

5）治疗

入院时患者合并癌痛，疼痛严重影响日常生活，进食差，体重明显下降，同时出现抑郁，对治疗产生抵触情绪，对未来生活产生绝望，心理科会诊后予以心理疏导。入院第 3 天数字分级法评分高达 6 分，患者疼痛与体位密切相关，同一体位坚持时间短，24 h 内基础数字分级法评分为 2～3 分，但反复出现爆发痛，尤其是体位发生改变时明显。经 MDT 后，建议予以支具外固定或姑息性骨强化手术（患者拒绝）、颈 7 和腰 1 椎体转移灶减症放疗、地塞米松抗炎及辅以加巴喷丁治疗神经痛。考虑患者放疗期间需保持同一体位较长时间，为了保证减症放疗的顺利实施及处理放疗过程中的爆发痛，经医疗组讨论后给予 PCA 技术。经药物等量换算，初始予以盐酸氢吗啡酮注射液 0.1 mg/h，持续皮下注射，PCA 负荷量 0.4 mg/bolus，锁定时间 30 min。经过 2 天的治疗，剂量调整为盐酸氢吗啡酮注射液 0.2 mg/h，持续皮下注射，PCA 负荷量 0.5 mg/bolus，锁定时间 30 min，全天爆发痛降至 3 次以下，疼痛明显缓解。患者疼痛缓解后治疗配合度提高，顺利完成了全程放疗，放疗后期疼痛缓解，PCA 治疗量逐渐下调，放疗结束后未再诉疼痛，未再使用镇痛药物，顺利出院。后续拟行全身化疗。

6）治疗结果、随访及转归

患者出院后，院外口服盐酸吗啡缓释片 10 mg，12 h/ 次，控制佳，拟择期返院行替雷利珠单抗免疫治疗联合 TC 方案（紫杉醇＋卡铂）化疗，治疗时间轴见图 4-29。

2. 析评

PCA 技术最早出现于 1976 年，患者自控性明显提高，可根据疼痛程度自行使用镇痛药物，不但有助于及时控制疼痛，而且缓解了恐惧和焦虑情绪，大幅提高患者的生活质量。相对于口服、经皮镇痛方案，PCA 有着起效快速、血药浓度相对稳定、及时控制爆发痛、用药个体化、疗效与不良反应比值大等特点。

背景量：口服洛芬待因缓释片426 mg，12 h/次，控制差；PCA氢吗啡酮0.1 mg/h，负荷量0.4 mg/bolus	氢吗啡酮0.2 mg/h，负荷量0.5 mg/bolus	颈胸椎转移灶减症放疗后，口服盐酸吗啡缓释片10 mg，12 h/次	当地医院继续全身抗肿瘤治疗
2023年11月8日	2023年11月10日	2023年12月15日	2024年1月

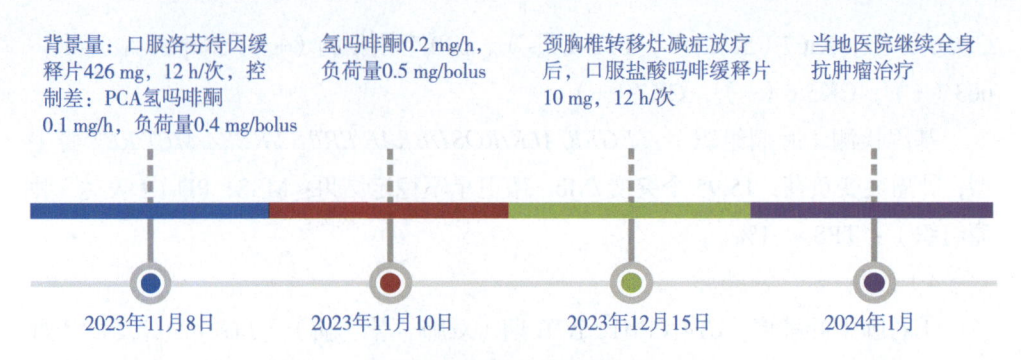

图4-29　病例8治疗时间轴线

本病例的癌痛治疗先后予以吗啡滴定、盐酸吗啡缓释片镇痛、盐酸氢吗啡酮注射液PCA镇痛，充分体现了疼痛治疗的个体化，最终使患者疼痛得到控制，保证了放疗过程顺利完成。本例患者的成功提示：及时、快速镇痛治疗联合抗肿瘤治疗，可以减轻患者疼痛，改善疼痛带来的焦虑、抑郁等负面情绪，有助于提高抗癌治疗的依从性及抗癌决心。

作者：黄少毅　张均辉

病例9

摘　要

病史摘要　患者，男，67岁，因"右肺鳞癌术后1年余，左上腹胀痛1月余"就诊，完善相关检查后，明确诊断：①右肺下叶鳞癌，rT4N2M1 Ⅳ期（左肾上腺、双肺）（*EGFR/ALK/ROS1*野生型）；②癌痛（内脏痛）。肿瘤终末期行PCA快速镇痛治疗，最终达到提高患者生活质量及延长生存期的目的。

症状体征　左上腹胀痛；左上腹压痛，无反跳痛及肌紧张，右肺呼吸音稍低，双肺未闻及干湿啰音。

诊断方法　影像学、组织及分子病理学。

治疗方法　居家PCA镇痛，提高生活质量。

临床转归　患者疼痛明显减轻，快速减轻终末期肿瘤患者疼痛，总生存期延长。

适合阅读人群　肿瘤科；麻醉科；缓和医疗科；老年科；疼痛科；营养科。

关键词　癌痛；PCA；肺癌；姑息治疗。

1. 临床资料

1）一般资料

患者，男，67岁，以"右肺鳞癌术后1年余，左上腹胀痛1月余"为主诉就诊。2022年10月12日，患者以"体检发现右肺占位"起病，2022年10月20日行电视胸腔镜外科手术右下肺癌根治＋胸膜粘连烙断术，术后诊断为右肺下叶鳞癌，pT3N2M0 ⅢB期。术后未行辅助治疗。2022年12月复查，病情进展，新增左肾上腺转移，行卡瑞利珠单抗免疫联合TP方案（紫杉醇＋卡铂）化疗2周期，因病情进展更换为信迪利单抗免疫治疗联合GP方案化疗2周期，病情继续进展，行长春瑞滨胶囊口服化疗联合安罗替尼靶向抗肿瘤治疗4个疗程，病情仍然进展。2023年6月12日至7月13日，患者行左肾上腺转移灶调强适形放疗，剂量50 Gy/25 F，3个月后病情再次进展，行口服阿法替尼靶向治疗2个疗程，病情仍然进展。院外患者左上腹胀痛逐渐加重，口服盐酸吗啡缓释片120 mg，12 h/次，控制欠佳，数字分级法评分3～4分，为求进一步诊治于2023年11月20日就诊。

2）体格检查

ECOG评分2分，数字分级法评分3～4分，浅表淋巴结未扪及肿大。胸骨无压痛，语颤正常，无胸膜摩擦感，双肺叩诊呈清音，右肺呼吸音稍低，未闻及干湿啰音。心前区无隆起，心脏搏动正常，心律齐，心音正常，各瓣膜听诊区未闻及病理性杂音。左上腹压痛，无反跳痛及肌紧张。

3）辅助检查

胸、腹部CT与2023年10月5日CT对比：①右肺术后改变，术区条片影，较前相似，余右肺少许慢性炎症，较前相仿；双侧少量胸腔积液，较前减少。②双肺多发结节、肿块，考虑转移，部分较前稍增大，随诊。③纵隔多个淋巴结，显示部分稍大，较前相似，随诊。④右侧第9、10肋形态欠规整，较前相似。⑤肝右叶多发囊肿，大致同前；胆囊结石，较前大致相似；肝内外胆管扩张，较前明显。⑥左侧肾上腺转移，较前增大，累及范围较前增大；左肾动脉受侵局部变窄、左肾静脉癌栓形成，较前新增。⑦腰2椎体内团片高密度影，术后改变，较前相似；胸6和骨11椎体内结节状高密度影，骨岛。同前。⑧双肾囊肿（图4-30）。

骨显像：未见转移征象。

头颅MRI：未见转移征象。

术后病理示（22-17632）：①右下肺肿瘤为中央型角化型鳞状细胞癌，中分化，伴坏死，肿瘤大小6.2 cm×4 cm×4 cm,癌组织局灶累及支气管软骨，神经侵犯(＋)，脉管癌栓（－），肺膜侵犯（－），气道播散（＋）；支气管及血管切缘净。②区域淋巴结见癌细胞转移（4/16）：2组LN（0/5），4组LN（4/4），7组LN（0/4），

10组LN（0/1），11组LN（0/1），12组LN（0/0），13组LN（0/0），腔静脉后方LN（0/1）。免疫组织化学染色：p63（+），p40（+），HER-2（0），p53（-），Ki-67（+50%），TOPO Ⅱ耐药基因蛋白（+20%），CD34（内皮细胞+），CK5/6（+）（图4-31）。

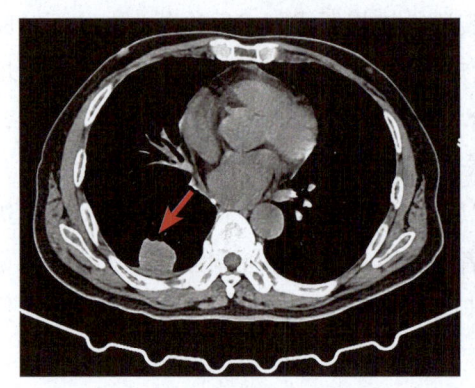

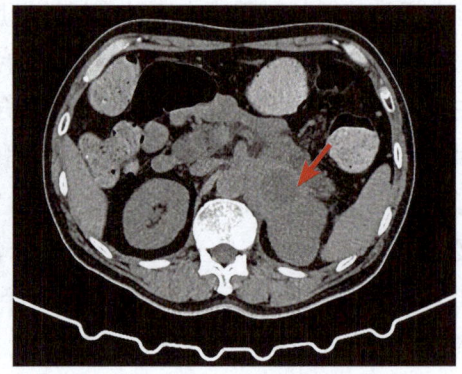

图4-30 病例9胸、腹部CT

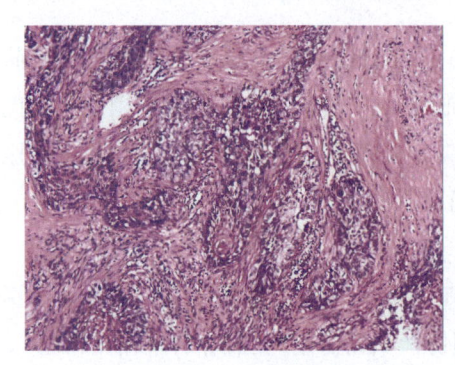

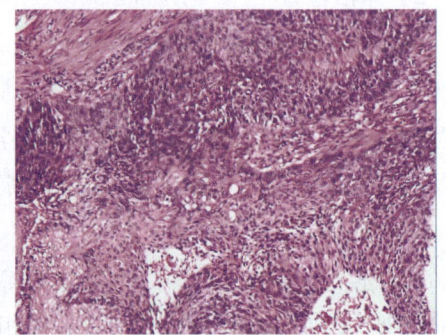

图4-31 病例9肺部病灶术后病理（苏木精-伊红染色，×200）

肺癌驱动基因检测：该样本在本次基因检测区域内未检测到突变。

4）诊断

①右肺下叶鳞癌，rT4N2M1 Ⅳ期（左肾上腺、双肺）（*EGFR/ALK/ROS1* 野生型）；②癌痛（内脏痛）。

5）治疗

入院时患者合并慢性癌痛，入院时口服盐酸吗啡缓释片120 mg，12 h/次，止痛效果差，入院第2天数字分级法评分高达6分，多次爆发痛，考虑阿片类药物耐受；患者出现焦虑情绪，请心理科会诊后予以心理疏导；患者因长期疼痛导致进食差、重度营养不良伴消瘦，请营养科会诊予以肠内营养支持治疗。经医疗组讨论后，给予PCA，经药物等量换算，初始予以盐酸氢吗啡酮注射液0.3 mg/h，持续皮下注射，PCA负荷量0.8 mg/bolus，锁定时间30 min。经过2天的剂量调整，调整为盐酸氢吗啡酮注射液 0.6 mg/h，持续皮下注射，PCA 负荷量 1.2 mg/bolus，锁定时间 30 min，全天爆发痛降至 3 次以下，疼痛明显缓解。随着患者疼痛的缓解，进食逐渐好转。患者一般情况差，重度营养不良伴消瘦，但不考虑后续放化疗等抗肿瘤治疗，选择中药保守治疗，要求带 PCA 泵居家镇痛。院外盐酸氢吗啡酮注射液 0.6 mg/h，持续皮下注射，PCA 负荷量 1.2 mg/bolus，锁定时间 30 min。疼痛控制佳，数字分级法评分 1～2 分，24 h 爆发痛 1～2 次。

6）治疗结果、随访及转归

患者肿瘤终末期，无法耐受放、化疗等抗肿瘤治疗，电话随访居家自控镇痛的效果佳，生活质量明显提高，治疗时间轴线见图 4-32。

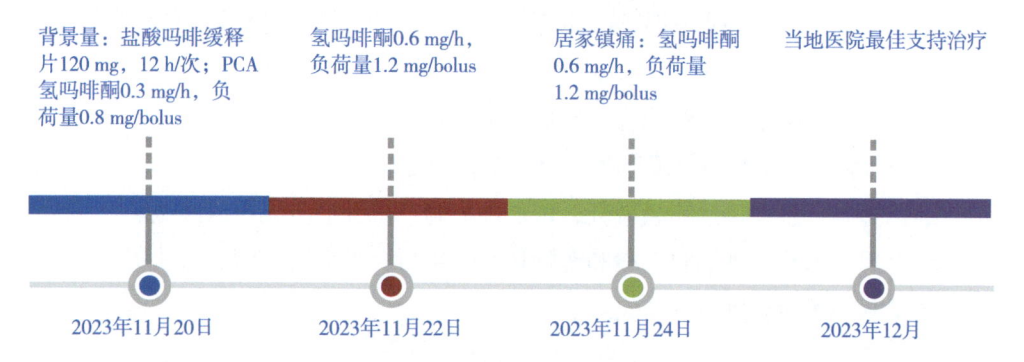

背景量：盐酸吗啡缓释片120 mg，12 h/次；PCA 氢吗啡酮0.3 mg/h，负荷量0.8 mg/bolus	氢吗啡酮0.6 mg/h，负荷量1.2 mg/bolus	居家镇痛：氢吗啡酮0.6 mg/h，负荷量1.2 mg/bolus	当地医院最佳支持治疗
2023年11月20日	2023年11月22日	2023年11月24日	2023年12月

图 4-32　病例 9 治疗时间轴线

2. 析评

非小细胞肺癌是临床最常见的肺癌类型，占肺癌总数的 85% 以上。癌痛是大部分中晚期肺癌患者的主要症状或首发症状，可以出现在肿瘤患者发病的各个阶段，晚期癌症患者的疼痛发生率高达 60%～80%。癌痛不仅可以引发焦虑、抑郁等负面情绪，给患者带来极大的痛苦体验，还可影响治疗依从性。遵循 WHO 三阶梯镇痛原则，但仍有部分患者无法解决疼痛问题，严重影响生活质量。PCA 技术是一种由患者根据自身疼痛的剧烈程度自己控制给予预设剂量镇痛药物的镇痛方法。当患者出现爆发痛时，无须等待医护人员开具处方、准备药品，患者可以积极参与治疗过程，从而提高其依从性和满意度。本病例为终末期肺癌伴难治性疼痛，已无法耐受放化疗等抗肿瘤治疗，其后续治疗以最佳支持及提高生活质量为目标。盐酸氢吗啡酮注射液自控镇痛操作简单，不受血管条件限制，不增加液体入量，感染风险低，能够做到及时、迅速、有效镇痛，患者依从性好、易接受、易操作。因此，对于癌症终末期及不愿意住院患者，居家自控镇痛技术是不错选择。

作者：黄少毅　张均辉

病例 10

摘 要

病史摘要 患者，男，59岁，因"诊断肺癌9月余，右颈及胸部胀痛9月余"就诊，完善相关检查后，明确诊断：①右肺下叶小细胞癌，cT4N3M1 Ⅳ期（恶性胸腔积液，脑、皮下结节，肝）；②癌痛（慢性顽固性疼痛）。给予PCSA泵早期快速镇痛治疗，保证后续化疗、免疫治疗等抗肿瘤治疗的临床实施，最终达到生活质量的提高及生存期的延长的目的。

症状体征 右颈及胸部胀痛。颈静脉充盈；右肺呼吸音稍低；右大腿腹股沟处可见大小约1 cm×2 cm包块，质地偏硬，边界清，活动，皮温正常。

诊断方法 影像学、组织及分子病理学。

治疗方法 PCSA快速镇痛 + 化疗 + 免疫治疗。

临床转归 患者疼痛明显减轻，依从性提高，抗肿瘤方案得以实施。

适合阅读人群 肿瘤科；缓和医疗科；老年科；疼痛科；营养科。

关键词 癌痛；PCA；肺癌。

1. 临床资料

1）一般资料

患者，男，59岁，因"诊断肺癌9月余，右颈及胸部胀痛9月余"为主诉就诊。患者因咳嗽、咳痰、气促起病，伴右颈及胸部胀痛，数字分级法评分3～4分，口服氨酚羟考酮片止痛控制欠佳。2022年7月25日就诊，完善相关检查后临床诊断为右肺下叶小细胞癌，cT4N3M1a Ⅳ A期（恶性胸腔积液）。2022年8月9日至12月2日，行EC方案（依托泊苷 + 卡铂）化疗6个周期，第2、4周期疗效评价为部分缓解，第6周期疗效评价为疾病稳定；2023年1月18日至2月16日，行肺部病灶及纵隔淋巴结转移灶调强适形放疗（DT：40 Gy/20 F）。2023年3月10日，复查肺部病灶稍增大、新增脑转移，病情进展。2023年3月23日至4月17日，患者行全脑及脑转移灶调强适形减症放疗，剂量45 Gy/15 F，放疗过程顺利。患者右颈及胸部胀痛逐渐加重，数字分级法评分4～5分，口服氨酚羟考酮片止痛控制差，为后续诊治就诊我院。

2）体格检查

ECOG评分1分，数字分级法评分4～5分，颈静脉充盈；全身浅表淋巴结未扪及明显肿大。胸廓对称，双肺呼吸运动正常，左肺呼吸音清，右肺呼吸音稍低，未闻及干湿啰音。心律齐,各瓣膜听诊区未闻及病理性杂音,无异常周围血管征。腹软,无压痛及反跳痛;右大腿腹股沟处可见 1 个大小约 1 cm×2 cm 包块,质地偏硬,边界清,活动,皮温正常,未扪及波动感;双下肢无水肿。

3)辅助检查

胸、腹部 CT 与 2023 年 3 月 10 日 CT 对比:①右肺下叶占位,考虑肺癌可能,伴阻塞性炎症及右下叶部分肺组织阻塞性肺不张;纵隔及右肺门淋巴结显示,部分较前增大,余较前相仿。②双侧锁骨上区、右侧心膈角淋巴结显示,较前变化不大。③双肺散在小结节,较前变化不大,随诊。④肝右前叶上段结节,性质待定,小肝癌可能?较前变化不大;肝硬化征象,较前相仿(图 4-33)。

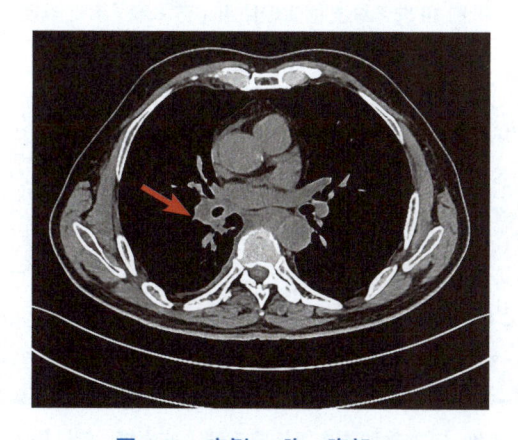

图 4-33 病例 10 胸、腹部 CT

头颅 MRI:2023 年 3 月 11 日 MRI 显示左侧额、顶叶、小脑半球及小脑蚓部多发结节,本次 MRI 未见。

骨显像:与 2022 年 11 月 7 日骨显像比较,右膝关节显像剂浓聚较前减少,余骨显像未见明显变化。

头颅 MRI:颅内多发结节,转移可能。

纤支镜活检病理:右肺中间支气管低分化癌,结合组织形态及免疫组织化学染色结果,符合小细胞癌。免疫组织化学染色:pan-CK(+),TTF-1(+),Napsin A(-),p40(-),CK5/6(-),Syn(+),CGA(+),CD56(+),p53(70%+),RB1(-),Ki-67(约 80%+)(图 4-34)。

右腹股沟皮下结节穿刺病理结果:低分化癌,结合组织形态、免疫组织化学染色结果及临床病史,符合小细胞癌。免疫组织化学染色:CKpan(+),TTF-1(+),CGA(+),CD56(+),Ki-67(约 90%+),Syn(+)(图 4-35)。

4)诊断

①右肺下叶小细胞癌 cT4N3M1 Ⅳ期(恶性胸腔积液,脑、皮下结节;肝);

②癌痛。

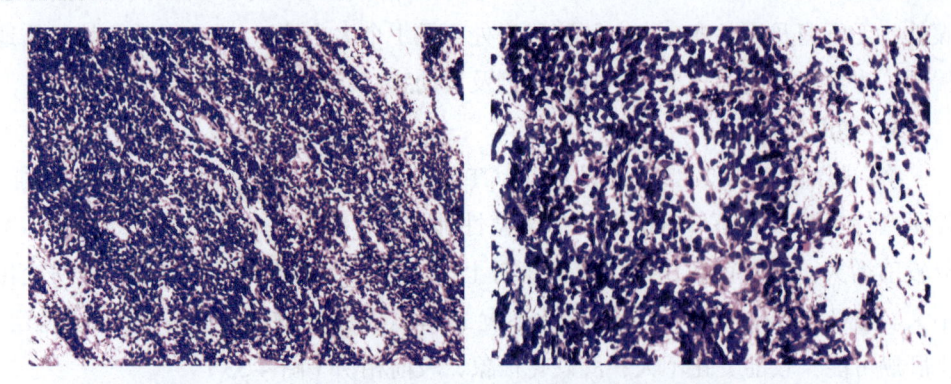

图 4-34　病例 10 肺部纤支镜病理结果（苏木精 - 伊红染色，×200）

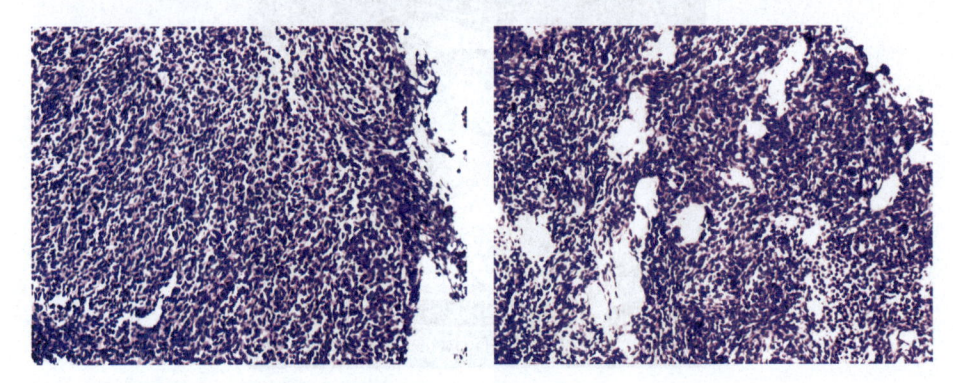

图 4-35　病例 10 右腹股沟皮下结节病理（苏木精 - 伊红染色，×200）

5）治疗

入院时患者合并癌痛，疼痛严重影响患者日常生活，患者出现抑郁状态，且对治疗产生抵触情绪，对未来生活产生绝望。入院第 1 天数字分级法评分高达 6 分，考虑为阿片类耐受患者，经医疗组讨论后给予 PCA 技术。经药物等量换算，初始予以盐酸氢吗啡酮注射液 0.1 mg/h，持续皮下注射，PCA 负荷量 0.2 mg/bolus，锁定时间 30 min。患者疼痛得到明显缓解后，治疗依从性提高，顺利完成了后续斯鲁利单抗免疫治疗联合 IP 方案化疗。化疗、免疫治疗后患者疼痛减轻，出院调整为盐酸吗啡缓释片 10 mg，12 h/ 次，疼痛控制可。

6）治疗结果、随访及转归

患者出院后，疼痛控制可，拟择期返院后续的斯鲁利单抗免疫治疗联合 IP 方案化疗（图 4-36）。

2. 析评

小细胞肺癌约占所有肺癌的 15%，其恶性程度高，预后差，整体 5 年生存率不到 10%。尽管小细胞肺癌对放化疗都比较敏感，但是易耐药和复发。目前指南

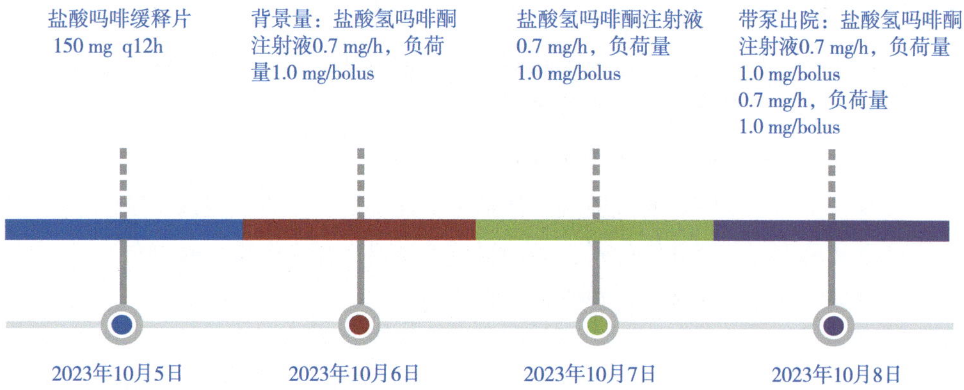

盐酸吗啡缓释片 150 mg q12h	背景量：盐酸氢吗啡酮注射液0.7 mg/h，负荷量1.0 mg/bolus	盐酸氢吗啡酮注射液0.7 mg/h，负荷量1.0 mg/bolus	带泵出院：盐酸氢吗啡酮注射液0.7 mg/h，负荷量1.0 mg/bolus 0.7 mg/h，负荷量1.0 mg/bolus
2023年10月5日	2023年10月6日	2023年10月7日	2023年10月8日

图 4-36　病例 10 治疗时间轴

推荐一线优选化疗联合免疫治疗。现阶段，广泛期小细胞肺癌患者经积极治疗后，中位总生存期仅 1 年左右。晚期小细胞肺癌患者诊断时常已经发生远程转移，以脑部、骨骼、肝脏等部位的转移常见，偶尔也可见皮肤转移。疼痛是晚期小细胞肺癌的主要症状之一。良好的疼痛控制有助于降低患者对疾病的恐惧，减少焦虑、抑郁状态的出现，提高患者对抗癌治疗的依从性和满意度。

本病例诊断时存在脑、胸膜及颈淋巴结等转移，放、化疗后疾病仍控制不佳，出现阿片类药物耐受的癌痛。通过 PCSA 技术及时、有效的干预，癌痛得到良好控制，为后续免疫联合化疗方案的顺利实施提供了有利条件。这是一例 PCSA 用于晚期小细胞肺癌伴阿片类药物耐受癌痛治疗的经典案例，可为类似病例的治疗提供参考。

作者：黄少毅　张均辉

4.2　食管癌合并癌痛案例

病例 11

摘　要

病史摘要　患者，男，71 岁，因"食管癌术后 3 年余，左侧胸背部疼痛 3 月余"就诊，经相关检查后诊断：①食管中段鳞癌 rT0N0M1 Ⅳ期（左肺、胸膜、骨）；②癌痛。治疗上早期快速镇痛治疗，保证后续免疫联合化疗抗肿瘤治疗的临床实施，最终获得患者生活质量的提高及生存期延长的治疗目的。

症状体征　左侧胸壁、左肩部隐痛，左手臂牵扯样疼痛不适，活动受限。

诊断方法　影像学、组织及分子病理学。

治疗方法　快速镇痛+免疫+化疗。

临床转归　患者疼痛明显减轻，依从性提高，抗肿瘤方案得以实施。

适合阅读人群　缓和医疗科；肿瘤科；疼痛科；呼吸内科；营养科。

关键词　癌痛；PCA；食管癌；居家镇痛。

1. 临床资料

1）一般资料

患者，男，71岁，因"食管癌术后3年余，左侧胸背部疼痛3月余"就诊。2020年10月21日，患者因"进行性进食梗阻2月余"就诊，2020年10月29日行胸腹腔镜联合食管癌根治术；术后病检提示：食管溃疡型中分化鳞状细胞癌，肿瘤大小3.5 cm×3 cm×2 cm，浸润食管壁深肌层，局灶达外膜层，见脉管癌栓及神经侵犯；术后分期为食管中段鳞癌，pT3N0M0 G2 ⅡB期。患者术后行TP方案化疗2个周期，因化疗耐受差，未行后续抗肿瘤治疗及定期复查随访。3个月余前，患者出现左侧胸壁疼痛，伴左肩部隐痛，左手臂牵扯样疼痛不适，数字分级法评分4~6分，患者口服氨酚羟考酮（330 mg，2次/天）止痛治疗，出现头晕、恶心、呕吐等不适，不能耐受。2024年4月6日，复查胸及上腹部CT提示：新增左肺上叶尖后段团片影，伴左侧第2肋骨后段及邻近胸3椎体左侧附件骨质破坏，考虑转移可能，骨转移伴邻近胸膜、左肺上叶受累。左肺上叶转移伴左侧胸膜、邻近骨质受累。患者为求进一步诊治于2024年4月9日再次就诊。

2）体格检查

ECOG评分2分，数字分级法评分3~4分。双肺呼吸音清，未闻及明显干湿啰音。左上肢上抬受限。

3）辅助检查

胸及上腹部增强CT：食管-胃吻合术后，吻合口外壁稍增厚。新增左肺上叶尖后段团片影，伴左侧第2肋骨后段及邻近胸3椎体左侧附件骨质破坏，考虑转移可能，骨转移伴邻近胸膜、左肺上叶受累。左肺上叶转移伴左侧胸膜、邻近骨质受累（图4-37）。

头部增强MRI：右侧额叶异常信号，软化灶。双侧额顶叶皮质下及侧脑室旁异常信号，考虑可能为血管起源白质高信号（Fazekas 1级）。扫及左侧筛窦炎症。

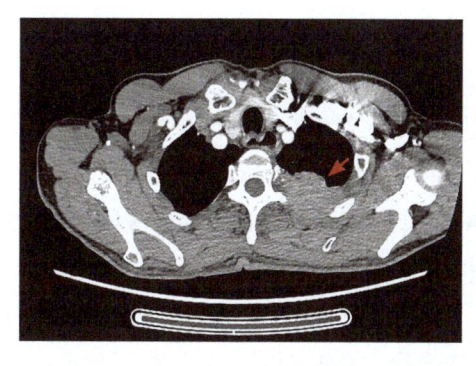

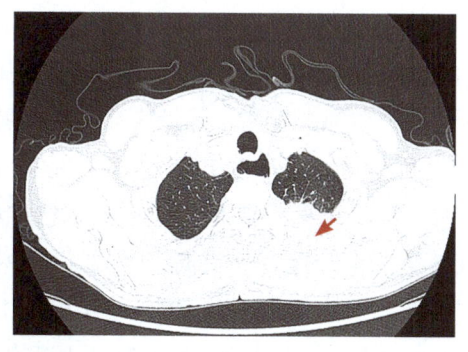

图 4-37 病例 11 胸腹部 CT

全身骨扫描：左侧第 2 和第 3 肋骨、胸 3 椎体左侧附件显像剂浓聚伴骨质破坏，骨转移可能，左侧第 1、4 肋转移不除外。

病理活检（K24-04550）：左肺上叶尖后段肿物显示纤维间质内见低分化癌累及，组织学形态及免疫组织化学染色结果符合鳞状细胞癌。免疫组织化学染色：CK7（-），TTF1（-），CK5/6（+），p40（+），Ki-67（70%+），Syn（-），CgA（-），CD56（-）（图 4-38）。

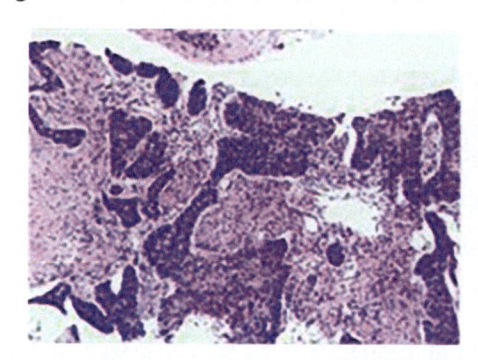

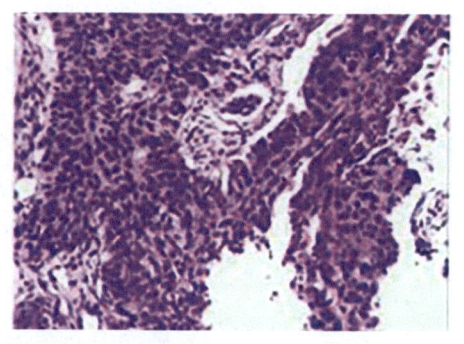

图 4-38 病例 11 肺部病灶病理活检

4）诊断

①食管中段鳞癌，rT0N0M1 Ⅳ期（左肺、胸膜、骨）。②癌痛（骨转移性疼痛伴神经病理性疼痛）。

5）治疗

患者以进食梗阻为首发症状，2020 年 10 月 29 日行食管癌根治术，术后确诊为食管中段鳞癌，pT3N0M0 G2 ⅡB 期，并行 2 个周期 TP 方案辅助化疗，因化疗耐受性差未行后续抗肿瘤治疗。此次因左侧胸壁及左肩部疼痛入院，完善相关检查后，考虑病情进展，伴肺、胸膜、胸椎、肋骨多处转移，合并中度癌痛，予以口服氨酚羟考酮（330 mg，2 次 / 天）止痛治疗，患者不耐受，整体疼痛控制差，严重影响日常生活及后续抗癌治疗的实施。经过充分疼痛评估，目前疼痛类型为骨转移性疼痛伴神经病理性疼痛，须立即有效镇痛以缓解患者症状，为后续治疗保驾护航。经医疗组讨论后果断介入 PCA 技术。根据患者疼痛程度、年龄、阿片类药物基础剂量，等量换算为盐酸氢吗啡酮注射液 0.05 mg/h，持续皮下注射，PCA 负荷量 0.1 mg/bolus，锁定时间 30 min。同时密切监测患者瞳孔、意识、生命体征等，未见明显不良反应。经过 PCA 干预治疗后 24 h 达到疼痛缓解。患者疼痛缓解后治疗配合性提高，予以地舒单抗抗骨破坏治疗。2024 年 4 月 17 日，予以信迪利单抗免疫治疗；2024 年 4 月 18 日，开始行 TP 方案化疗 1 周期，耐受均可。化疗结束后，患者选择继续 PCA 泵居家镇痛治疗，疼痛控制可，后续根据患者意愿，等量换算后予以口服盐酸吗啡缓释片（10 mg，12 h/次）居家镇痛，疼痛控制稳定。

6）治疗结果、随访及转归

患者食管癌合并癌痛，经疼痛控制后，患者生活质量及营养状态改善，配合治疗积极性提高，治疗时间轴线见图 4-39。

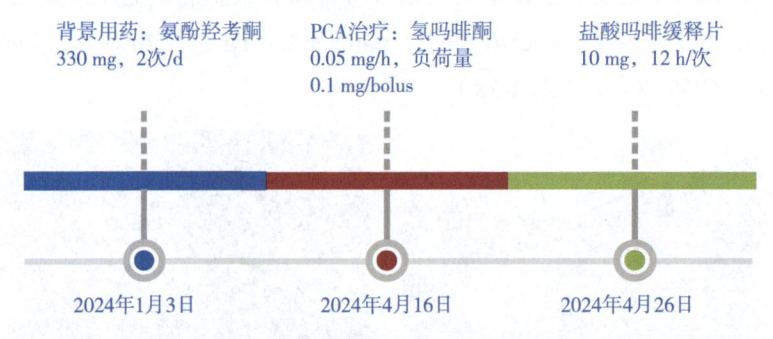

图 4-39 病例 11 治疗过程及转归时间轴线

2. 析评

国家癌症中心于国家癌症中心杂志发布了 2022 年中国恶性肿瘤疾病负担情况，我国多种恶性肿瘤的发病率与死亡率呈上升趋势，我国是食管癌高发国家，食管癌发病及死亡病例均占全球病例一半以上。早期食管癌患者中有 50%~60% 出现进食哽噎感，15%~20% 患者吞咽时自觉食管内有异物感，30% 患者咽喉部有干燥发紧感，或出现剑突下或上腹部疼痛。

癌痛指癌症、癌症相关性病变及抗癌治疗所致的疼痛，癌痛常为慢性疼痛，如果得不到缓解，会发展为顽固性癌痛。疼痛管理是肿瘤治疗的重要组成部分。癌痛的治疗首选药物治疗，遵循癌痛三阶梯治疗方案；其次是放射治疗、物理治疗、介入治疗和手术治疗。随着阿片类药物应用的普遍，其不良反应如恶心、呕吐、呼吸抑制和潜在的社会成瘾性日益引发关注，目前更提倡多模式镇痛以改善镇痛效果。

"多模式镇痛"是联合作用机制不同的镇痛方法和镇痛药物，镇痛作用协同或相加，同时每种药物剂量减少，不良反应相应减少，以达到最佳镇痛效果。多模式镇痛治疗，包括术前、超前镇痛，预防中枢敏化的发生，也包括合理的麻醉方式。多模式镇痛主要选用4种镇痛方式，即椎管内阻滞、外周神经阻滞、局部有浸润和全身性镇痛。

皮下自控镇痛方法主要用于治疗难治性癌痛和爆发痛，以及阿片类药物的剂量滴定和快速调整。患者PCSA突出了PCA技术的特色和皮下途径给药的独特优势。PCA根据患者的个体情况预先设置给药参数，是患者"主动参与"和"自我管理"的镇痛技术，可维持稳定的血药浓度而达到有效镇痛，也可及时治疗爆发痛。盐酸氢吗啡酮注射液是一种半合成的强阿片类药，其药效是吗啡的5～8倍。盐酸氢吗啡酮注射液用于癌痛的一些不良事件，如恶心、呕吐、头晕和便秘，与其他镇痛药（如吗啡、羟考酮或芬太尼）相比无明显差异。

系统回顾该病例患者的病史特点，可以发现该患者食管癌根治术后病情仍在进展，存在肋骨、胸椎多处骨转移伴骨转移区域疼痛，严重影响患者生活质量及抗肿瘤治疗积极性，有效镇痛可提高患者的治疗依从性及信心。采取PCA泵可快速、有效镇痛，癌痛控制稳定后，予以免疫联合化疗抗肿瘤治疗。医院内治疗结束后，患者有居家镇痛需求，予以PCA居家镇痛治疗，延伸治疗后患者疼痛控制平稳，为后续阿片类药物轮替提供保障。近1年，我科居家镇痛管理模式日渐成熟，使癌症患者在家庭环境中的疼痛管理变得更加高效、安全和便捷，极大地提高了患者在家庭生活中的舒适度和生活品质。

作者：陈　兰　杨列军

病例 12

摘　要

病史摘要　患者，女，57岁，因"食管癌术后10个月，进食梗阻1周余"就诊，完善相关检查后，明确诊断：①食管胸中段鳞癌，cT4N3M1 Ⅳ期；②癌痛。治疗上早期快速镇痛治疗，保证后续抗肿瘤治疗的临床实施，最终获得患者生活质量的提高及生存时间延长的治疗目的。

症状体征　右侧肩、背部持续性胀痛。

诊断方法　影像学+组织病理学。

治疗方法 快速镇痛。

临床转归 患者疼痛明显缓解，生活质量提高。

推荐阅读人群 肿瘤科；老年科；疼痛科。

关键词 PCA；癌痛；食管恶性肿瘤。

1. 临床资料

1）一般资料

患者，女，57岁，因"食管癌术后10月，进食梗阻1周余"就诊入院。入院前10个月，患者因"进行性吞咽困难2月余"就诊于重庆市某三甲医院，2023年3月16日行胸腹腔镜联合食管癌根治术＋右下肺楔形切除术，术后病理示：食管中分化鳞状细胞癌，伴较多坏死，脉管查见癌栓，侵及食管管壁全层，食管切缘和胃切缘未见癌累及；吻合口未见癌累及。术后诊断为食管胸中段鳞癌，pT3N2M0 G2 ⅢB期，术后行化疗5个周期（具体方案及剂量不详）及放疗（剂量不详）。本次入院1周前，患者再次出现进食梗阻加重，伴进食后呕吐，伴右侧肩、背部持续性胀痛，为求进一步检查治疗于2024年1月5日入院。

2）体格检查

ECOG评分2分，数字分级法评分4分。腹软，上腹部压痛，无反跳痛及肌紧张。

3）辅助检查

术后病理：食管中分化鳞状细胞癌，伴较多坏死，脉管查见癌栓，侵及食管管壁全层，食管切缘及胃切缘未见癌累及；吻合口未见癌累及。

胸、上腹部CT：食管术后改变，吻合口壁未见明显增厚。双侧心膈角区、腹腔内、腹膜后多发淋巴结肿大，部分融合，考虑转移；伴胃壁、胰腺、双侧肾上腺、肝脏、脾静脉受侵可能，脾门区、下腹腔内多发侧支循环开发。肝内多发转移；左侧肱骨、腰1椎体高密度影，性质待定，不除外转移（图4-40）。

4）诊断

①食管胸中段鳞癌，cT4N3M1 Ⅳ期（肝、骨）；②癌痛，内脏痛。

5）治疗

患者食管癌术后腹腔广泛转移，入院时患者合并癌痛，结合患者影像学表现及疼痛部位、性质，考虑为内脏痛致肩背部放射痛所致，存在进食梗阻而无法口服止痛药物，入院时数字分级法评分4分，为

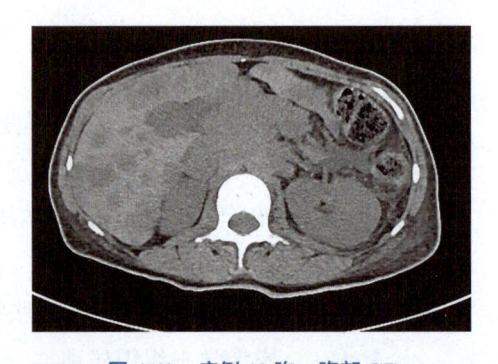

图4-40 病例12胸、腹部CT

PCA 模式镇痛范畴，经医疗组讨论后果断介入 PCA 技术，予以盐酸氢吗啡酮注射液 0.1 mg/h，持续皮下注射，PCA 负荷量 0.2 mg/bolus，锁定时间 60 min，患者疼痛缓解。因患者一般情况差，放弃神经阻滞及后续抗肿瘤治疗，选择最佳支持治疗，后续予以 PCSA 模式居家镇痛延伸治疗，疼痛稳定，患者生活质量提高。

6）治疗结果、随访及转归

患者食管癌术后腹腔广泛转移，既往化、放疗治疗，此次存在进食梗阻及右肩、背部疼痛不适，评估后考虑为内脏转移所致肩背部放射痛，为内脏痛范畴，且无法经口用药镇痛，予以 PCSA 模式镇痛治疗后，疼痛缓解。患者选择最佳支持治疗，以减轻痛苦为主，PCSA 延伸模式实现了患者的治疗心愿，显著提高了患者的生活质量，拓宽了患者的生命的"宽度"（图 4-41）。

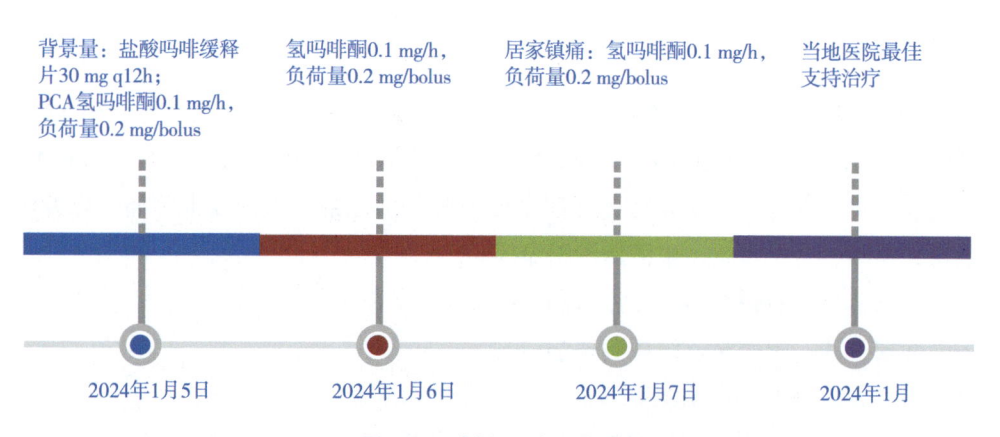

图 4-41 病例 12 治疗时间轴

2. 析评

食管癌是我国高发的恶性肿瘤之一，发病年龄多在 40 岁以上。据统计，中国食管癌发病数及死亡数均占到全球的一半以上。食管癌疼痛主要是癌组织侵犯了黏膜下或肌层的神经及血管，或者由于癌细胞致食管穿孔而出现胸骨或胸背部的疼痛。

消化道恶性肿瘤患者常常因梗阻、出血、瘘等因素导致无法经胃肠道途径镇痛处理。对于这部分患者，改变给药途径及更换药物种类成为治疗考虑的方向。PCA 技术是一种由患者根据自身疼痛的剧烈程度自己控制给予预设剂量镇痛药物的镇痛方法，可以及时、有效地缓解患者疼痛。

系统回顾该病例的病史特点，可以发现该患者经抗肿瘤治疗后病情仍进展，存在癌痛，严重影响生活质量，有效镇痛可提高患者的生存信心。经治疗后，疼痛缓解，患者情绪、精神、睡眠情况也随之得到改善，从而使其生存获益，而且

PCSA 居家延伸镇痛模式亦真正体现了以患者为中心的治疗理念，安全性可控，值得进一步推广。

作者：李艳兰　余慧青

4.3　直肠癌合并癌痛案例

病例 13

摘　要

病史摘要　患者，女，49 岁，因"直肠癌术后 10 年余，间断右臀部胀痛 3 年"就诊，诊断：①直肠腺癌术后，rT0N2M1 Ⅳ期（梨状肌、右锁骨上淋巴结、双肺）；②癌痛（癌性躯体痛）。治疗上予以盐酸氢吗啡酮注射液自控皮下镇痛，患者疼痛得到持续、有效缓解，生活质量明显提高。

症状体征　右臀部疼痛，伴右侧下肢麻木。

诊断方法　影像学、组织病理学。

治疗方法　PCSA+ 化疗。

临床转归　患者疼痛明显减轻，依从性提高，抗肿瘤方案得以实施，生活质量提高。

适合阅读人群　肿瘤科，缓和医疗科；老年科；疼痛科；营养科。

关键词　癌痛；肿瘤相关性癌痛；PCSA；直肠癌。

1. 临床资料

1）一般资料

患者，女，49 岁，因"直肠癌术后 10 年余，间断右臀部胀痛 3 年"为主诉入院。2013 年 8 月，患者诊断为直肠癌。2013 年 8 月 20 日，行腹腔镜下经腹会阴直肠癌根治术，术后病理提示直肠腺癌，术后行辅助化疗 3 个周期（具体不详）。2018 年 11 月，患者因右臀部阵发性隐痛半年，右大腿后方麻木、感觉减退就诊，PET-CT 提示：右侧髂总血管旁及盆腔多发肿大淋巴结，考虑转移，右侧盆壁软组织受侵，肿瘤复发转移。诊断为直肠癌术后 rT0N2M1 Ⅳ期梨状肌。2018 年 12 月至 2019 年 2 月，行贝伐珠单抗联合 XELIRI 方案化疗 4 个周期；2019 年 3 月至 4

月，行盆腔复发灶姑息放疗；2019年4月，同步行贝伐珠单抗联合卡培他滨化疗第5周期，之后患者未继续诊治。2021年4月，患者右臀部疼痛加重伴右下肢麻木，未影响睡眠，未口服止痛药。2021年5月，盆腔MRI示：右侧髂内血管旁转移灶较前增大，说明病情有进展。2021年5月至8月，行贝伐珠单抗联合奥沙利铂+卡培他滨化疗4个周期，疗效评价部分缓解，患者因个人原因拒绝继续双药化疗。2021年8月、9月分别行贝伐珠单抗联合卡培他滨化疗2个周期；2021年10月复查，病情稳定。2021年10月至2022年7月，行贝伐珠单抗维持治疗。2022年10月复查，病情有进展。2022年10月，患者开始口服呋喹替尼靶向治疗，定期复查提示病情稳定。2023年10月复查，病情有进展。2023年11月至2024年2月，口服瑞戈非尼靶向治疗4个周期，2024年2月复查，病情有进展。2024年2月、3月行曲氟尿苷替匹嘧啶化疗2个周期。患者右臀部疼痛伴右侧下肢麻木感，口服盐酸吗啡缓释片（60 mg，12 h/次）止痛，疼痛控制欠佳，数字分级法评分3～5分，为进一步治疗于2024年4月24日就诊。

2）体格检查

ECOG评分2分，数字分级法评分3分，意识清楚，合作，浅表淋巴结未触及肿大。呼吸音清，未闻及干湿啰音。心律齐，心音正常，各瓣膜听诊区未闻及病理性杂音。腹部视诊外形正常，造瘘口位于左下腹，未见胃、肠型及异常蠕动波。中上腹轻压痛，无反跳痛及肌紧张。四肢肌力、肌张力正常，膝腱反射、跟腱反射对称存在，巴宾斯基征、查多克征等病理征未引出。

3）辅助检查

2024年4月24日胸、腹部及盆腔CT与2024年2月21日进行比较：①直肠根治术后改变，较前相仿。②盆腔右侧髂血管旁肿大淋巴结、双侧髂总血管旁淋巴结，较前大致相仿，右侧累及邻近输尿管可能。③腹腔及腹膜后多发淋巴结，显示部分肿大，转移可能，较前大致相仿。④双肺多发结节，考虑为转移，小部分较前稍缩小，其余较前大致相仿（图4-42）。

2013年8月21日术后活检：直肠腺癌，中高分化，侵及深肌层，两切缘未见癌组织累及。肠系膜淋巴结见癌组织转移（2/9）。

4）诊断

①直肠腺癌术后，rT0N2M1 Ⅳ期（梨状肌、右锁骨上淋巴结、双肺）。②癌痛（癌性躯体痛）。

5）治疗

患者诊断直肠腺癌晚期，多周期、多方案治疗后，合并癌痛，使用盐酸吗啡缓释片（60 mg，12 h/次）止痛，疼痛控制欠佳，数字分级法评分3～5分。

2024年4月24日，患者右臀部疼痛加重伴右侧下肢麻木，爆发痛2~4次/天，予以盐酸吗啡缓释片（70 mg，12 h/次）止痛，疼痛缓解欠佳，数字分级法评分3~5分。为控制疼痛、及时处理爆发痛，经医疗组讨论后决定实施PCSA技术，初始盐酸氢吗啡酮注射液剂量为0.4 mg/h，持续皮下注射，PCA负荷量0.9 mg/bolus，锁定时间30 min，经过2天的用药调整后，盐酸氢吗啡酮注射液0.5 mg/h，持续皮下注射，PCSA负荷量1.0 mg，锁定时间15 min。患者数字分级法评分1~2分，全天爆发痛1~2次，疼痛得到有效控制。

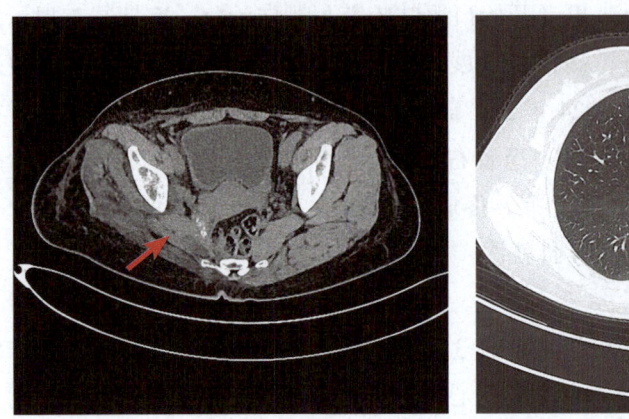

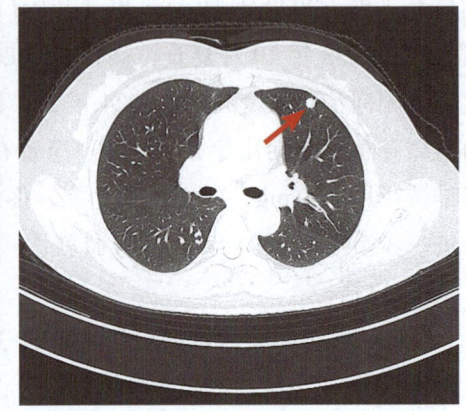

图4-42 病例13 胸、腹部及盆腔CT

6）治疗结果、随访及转归

患者调整为盐酸氢吗啡酮注射液自控皮下镇痛后，疼痛得到持续有效缓解，数字分级法评分2分，24 h爆发痛1~2次，生活质量得到提高，治疗时间轴线见图4-43。

背景用药：盐酸吗啡缓释片70 mg，12 h/次 — 2024年4月24日
PCA：氢吗啡酮0.4 mg/h，负荷量0.9 mg/bolus — 2024年4月29日
PCA：氢吗啡酮0.5 mg/h，负荷量1.0 mg/bolus — 2024年5月2日

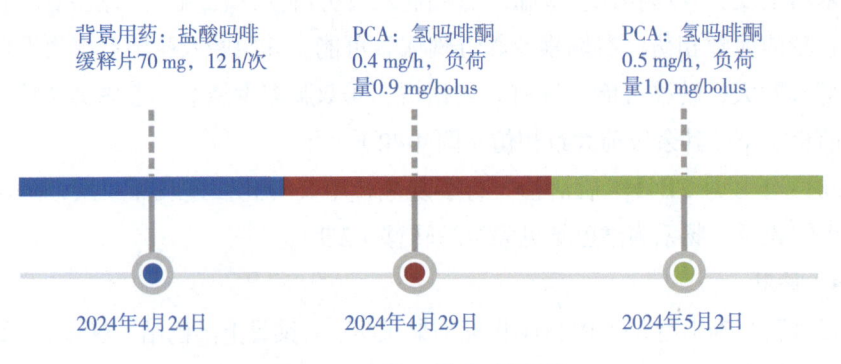

图4-43 病例13 治疗时间轴线

2. 析评

疼痛是癌症患者最常见和难以忍受的症状之一，严重影响癌症患者的生活质量。

PCSA 技术是一种通过医务人员计算止痛药物用量并设置参数，患者通过疼痛程度自主控制给药控制疼痛的技术。当患者出现爆发痛时无须等待医护人员开具处方、准备药品，患者可以积极参与治疗过程，及时治疗爆发痛，不仅能提高患者的舒适度，也能降低医护人员的工作负担，同时提高患者的满意度和依从性。采用盐酸氢吗啡酮注射液 PCA 技术，可以及时、有效地缓解患者疼痛，提高患者抗肿瘤治疗配合度以控制肿瘤的生长，进一步改善患者生活质量。

本病例直肠癌伴癌痛，使用盐酸吗啡缓释片镇痛治疗效果欠佳，多次出现爆发痛。通过口服药物轮替为盐酸氢吗啡酮注射液 PCSA 给药，持续、有效地解除了患者的疼痛，最大限度地提高了生活质量，将疼痛带来的心理负担降至最低，同时降低了患者的经济负担，节约了医疗资源。

作者：金桂花　张均辉

4.4　胰腺癌合并癌痛案例

病例 14

摘　要

病史摘要　患者，女，78 岁，因"诊断胰腺癌 11 月余，腹、背部疼痛 8 个月，加重 20 余天"就诊，使用盐酸吗啡缓释片（150 mg，12 h/ 次）、芬太尼透皮贴剂（16.8 mg，72 h/ 次）、氨酚羟考酮片（330 mg，6 h/ 次）止痛治疗，同时予以盐酸氢吗啡酮注射液解救爆发痛，效果欠佳，数字分级法评分 4～7 分，入院后完善相关检查，诊断：①胰腺恶性肿瘤，cT4N0M0 Ⅲ期；②难治性癌痛（癌性内脏痛）；③十二指肠梗阻。治疗上予以盐酸氢吗啡酮注射液自控镇痛治疗，以保证后续十二指肠支架植入术的临床实施，患者消化道梗阻解除后，予以盐酸氢吗啡酮注射液自控镇痛居家治疗，最终获得生活质量的提高及生存期延长治疗的目的。

症状体征　腹部及背部疼痛。

诊断方法　影像学、病理学。

治疗方法　盐酸氢吗啡酮注射液自控镇痛+十二指肠支架植入术。

临床转归　患者疼痛明显减轻，依从性提高，十二指肠支架植入术得以实施，生活质量得以改善。

适合阅读人群　肿瘤科；缓和医疗科；老年科；疼痛科。
关键词　癌痛；PCA；胰腺癌。

1.临床资料

1）一般资料

患者，女，78岁，因"诊断胰腺癌11月余，腹、背部疼痛8个月，加重20天余"为主诉就诊。11余月前，患者因"咳嗽"就诊，行CT检查示胰腺体积稍大，腹部彩超示胰腺体尾部实性占位。2022年12月23日，患者胸腹部CT示胰腺体部肿块，考虑胰腺癌伴周围血管受侵；PET-CT示胰腺体部软组织肿块伴代谢增高，考虑肿瘤性病变，请结合病理。经讨论后，诊断为胰腺恶性肿瘤，cT4N0M0 Ⅲ期。2022年12月至2023年2月，行吉西他滨+白蛋白紫杉醇方案化疗3个周期。2023年3月，患者出现腹部及背部疼痛，数字分级法评分1~2分，未使用镇痛药物，评估病情稳定。2023年3月10日至16日，行胰腺恶性肿瘤冷冻消融及 ^{125}I粒子植入术。2023年5月，患者出现腹部及背部疼痛加重，数字分级法评分6~7分，呈持续性胀痛，活动后、平卧时疼痛加重，屈膝俯卧位疼痛可稍减轻，使用盐酸吗啡缓释片（150 mg，12 h/次）、芬太尼透皮贴剂（16.8 mg，72 h/次）、氨酚羟考酮片（330 mg，6 h/次）止痛治疗，同时予以盐酸吗啡注射液解救爆发痛（1~2次/天），止痛效果欠佳，数字分级法评分4~6分。2023年5月18日，行 ^{125}I粒子植入术、腹膜后神经阻滞术，术后疼痛减轻，调整为盐酸吗啡缓释片（40 mg，12 h/次）、芬太尼透皮贴剂（4.2 mg，72 h/次）止痛治疗，数字分级法评分3~4分。2023年9月至10月，患者出现梗阻性黄疸，伴腹部及背部疼痛加重，予以经皮肝穿刺胆管引流术、无水乙醇神经阻滞术，镇痛方案逐渐调整为盐酸吗啡缓释片（120 mg，12 h/次）、芬太尼透皮贴剂（8.4 mg，72 h/次）、氨酚羟考酮（330 mg，6 h/次）镇痛治疗，数字分级法评分3~4分。2023年11月，患者出现腹胀、恶心、呕吐、肛门排便排气减少，腹部及背部疼痛明显，使用上述三联药物止痛效果欠佳，数字分级法评分4~7分，使用盐酸氢吗啡酮注射液解救爆发痛（3~4次/天），伴有焦虑、情绪低落。患者为进一步诊治于2023年11月17日就诊。

2）体格检查

ECOG评分2分，数字分级法评分6~7分。生命体征平稳。中腹部压痛，无反跳痛及肌紧张。

3）辅助检查

2023年11月18日胸、腹部及盆腔CT与2023年11月1日上腹部CT、2023

年 9 月 20 日胸、腹及盆腔 CT 进行比较：①胰腺体部肿块并粒子植入术后改变，伴周围血管、邻近胃窦、左侧肾上腺、十二指肠球部、胆总管受侵，伴肝内外胆管系统梗阻扩张，较前减轻。②腹腔内、腹膜后多发淋巴结，显示部分增大（图 4-44）。

2023 年 9 月 2 日 7 胆汁液基制片（C23-13487）：见腺癌细胞（图 4-45）。

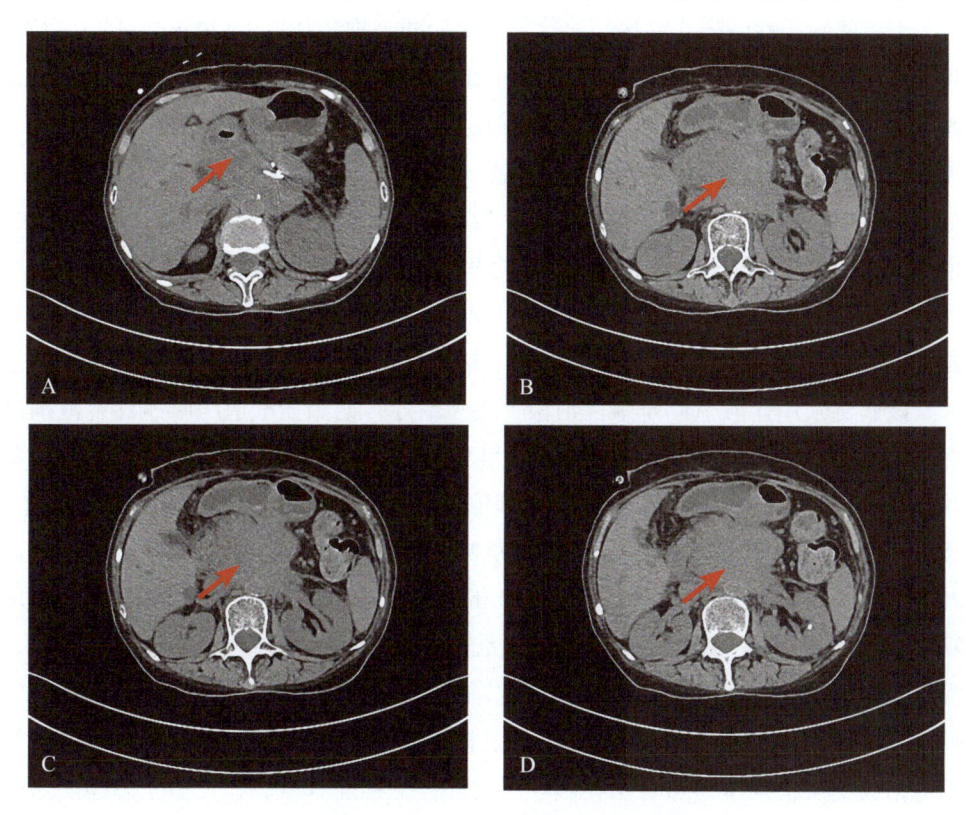

图 4-44　病例 14 胸、腹部及盆腔 CT

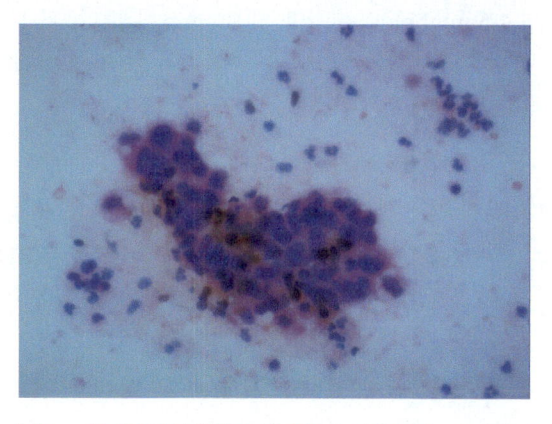

图 4-45　病例 14 胆汁引流液脱落细胞学检查（苏木精 - 伊红染色，×200）

4）临床诊断

①胰腺癌，T4N0M0 Ⅲ期；②难治性癌痛（癌性内脏痛）；③梗阻性黄疸。

5）治疗

患者胰腺恶性肿瘤合并癌痛，院外使用盐酸吗啡缓释片（120 mg，12 h/次）、芬太尼透皮贴剂（8.4 mg，72 h/次）、氨酚羟考酮（330 mg，6 h/次）止痛治疗，效果欠佳，数字分级法评分 4~7 分。使用盐酸氢吗啡酮注射液解救爆发痛（3~4次/天），伴有焦虑、情绪低落。入院后逐渐调整为盐酸吗啡缓释片（150 mg，12 h/次）、芬太尼透皮贴剂（16.8 mg，72 h/次）、氨酚羟考酮（330 mg，6 h/次）止痛治疗，疼痛缓解仍欠佳，使用盐酸氢吗啡酮注射液解救爆发痛（2~4次/天），数字分级法评分 4~6 分。患者强烈要求快速、有效的镇痛治疗，依据《NCCN成人癌症疼痛指南》《难治性癌症疼痛专家共识》等，快速镇痛可采用 PCA 技术。该病例采用盐酸氢吗啡酮注射液 PCSA 治疗，初始盐酸氢吗啡酮注射液剂量为 0.6 mg/h，持续皮下注射，PCA 负荷量 1.5 mg/bolus，锁定时间 30 min，辅以草酸艾司西酞普兰、奥氮平改善焦虑和抑郁，以及心理疏导改善心理状态。经过 3 天的疼痛监测，追加 PCSA 剂量为盐酸氢吗啡酮注射液 0.6 mg/h，持续皮下注射，PCA 负荷量 1.5 mg/bolus，锁定时间 30 min，数字分级法评分 2~3 分，全天爆发痛降至 3 次以下，疼痛、睡眠及精神状态明显改善，无明显恶心、呕吐、便秘、头晕、嗜睡等不良反应。在疼痛控制良好情况下，完善相关检查，腹胀、恶心、呕吐、肛门排便排气减少考虑与胃十二指肠梗阻相关。2023 年 12 月 19 日，行十二指肠支架植入术，患者消化道梗阻解除，上述症状减轻，之后予以盐酸氢吗啡酮注射液 PCSA 居家镇痛治疗，盐酸氢吗啡酮注射液剂量为 0.6 mg/h，持续皮下注射，PCA 负荷量 1.5 mg/bolus，锁定时间 30 min，同时每日 1~2 次解救爆发痛，数字分级法评分 2~3 分，镇痛效果满意，患者生活质量得到提高，同时缩短了住院时间、节约了大量医疗资源。

6）治疗结果、随访及转归

患者通过盐酸氢吗啡酮注射液 PCSA 技术使疼痛、睡眠及精神状态明显改善，保证后续检查完善、十二指肠支架植入术顺利实施，解除了消化道梗阻，同时出院予以居家 PCSA 治疗，生活质量明显提高，家属满意，总生存期长达 14 个月（图 4-46）。

2. 析评

PCA 技术主要用于难治性癌痛和爆发痛频繁等癌痛患者及临终患者的镇痛治疗。PCA 可维持稳定的血药浓度并有效镇痛，及时治疗爆发痛，能完成快速的剂量滴定，快速缓解疼痛，并能适应个体化的镇痛需求，是微创治疗癌痛的良好选择。PCIA 和 PCSA 操作简单，费用较低，维护简便，临床上使用更广泛。由于盐酸氢吗啡酮注射液具有镇痛作用强、起效快、药代动力学稳定等特点，被国内外癌痛相关指南推荐用于 PCA 给药。

背景用药：盐酸吗啡缓释片150 mg q12h、芬太尼透皮贴剂16.8 mg q72h、氨酚羟考酮330 mg q6h

氢吗啡酮0.6 mg/h，负荷量1.5 mg/bolus，草酸艾司西酞普兰5 mgqd、奥氮平2.5 mg qn

氢吗啡酮0.6 mg/h，负荷量1.5 mg/bolus，十二指肠支架植入术

居家镇痛：氢吗啡酮0.6 mg/h，负荷量1.5 mg/bolus

2023年11月29日　　2023年12月8日　　2023年12月19日　　2023年12月28日

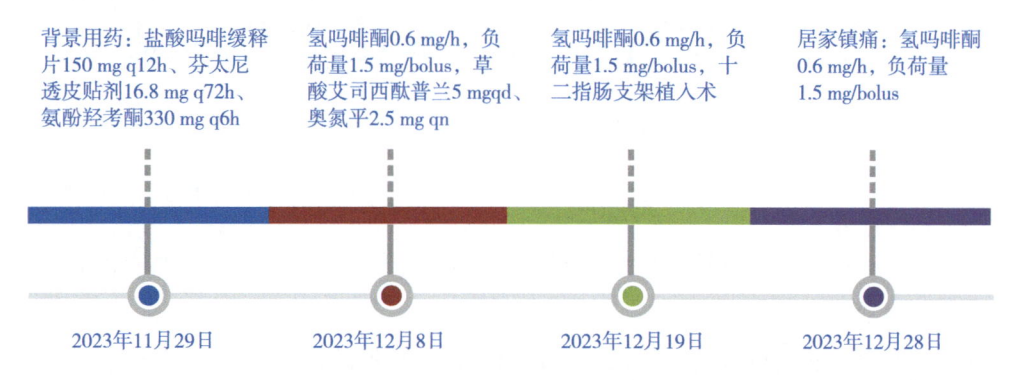

图 4-46　病例 14 治疗时间轴线

我国人口结构正在向老龄化快速发展，肿瘤治疗呈现慢性化趋势，癌痛患者对生活质量有了更高的要求，规范、有效的居家镇痛让患者享受方便、安全的无痛医疗，可以明显缩短住院时间、节约大量的医疗资源，肿瘤居家镇痛成为亟须普及的一项保障肿瘤患者生活质量的基本民生工程。居家镇痛给药方式包括口服给药、透皮给药、可编程全埋式植入镇痛装置、PCA 等 PCSA 技术装置具有操作简单、系统故障发生率低适于长时间留置、容易操控、患者参与度和满意度高等特点，是目前较为理想的、易于普及的居家镇痛方式。

本病例为胰腺恶性肿瘤，多种介入治疗术后，使用镇痛药物剂量大；疼痛诊断为内脏痛、神经病理性疼痛，属于难治性癌痛、阿片类药物耐受，伴有频繁爆发痛，镇痛治疗方案选择盐酸氢吗啡酮注射液 PCSA 技术，同时联合辅助抗焦虑和抑郁药物，实现快速、有效的镇痛治疗，亦能更直观地解救频繁爆发痛，真正实现按需镇痛。患者出院后予以居家 PCSA 治疗，通过互联网医疗管理，定期来院换药，居家享受 24 h 无缝隙全链条覆盖的镇痛服务，镇痛效果满意，使患者尽可能与家人一起度过最后的时光，提高了患者的生活质量、延长了生存期。

作者：金桂花　张均辉

第5章
老年肿瘤科特色技术及学术成果

不同癌种的癌痛全程管理实操临床思维、技术要点、注意事项等是本书的亮点。临床实践中癌痛患者癌种是按照器官进行分类的，基于不同癌种的癌痛，特别是难治性癌痛的发病机制比较复杂，涉及组织器官功能的损伤，导致正常生理功能出现障碍，这需要临床医生全面、动态、系统地筛查、评估和诊治，就此建立了E-warm肿瘤创新综合诊疗核心技术，并取得了较好的临床成绩，相关技术成果发表于国内外知名期刊。

癌痛是肿瘤学科的棘手问题，在国内外相关专家共识、指南的指导下具体技术的实施和选择需要临床案例支撑，不断总结经验教训，方能更好地为临床服务、惠及广大患者。本书是"重庆英才计划·创新创业领军人才"项目的一部分，是作者本人和团队多年来对癌痛认识、研讨和实践的经验分享，由于水平、认知及经验的诸多不足，缺点和错误在所难免，敬请广大读者批评指正。

5.1 重庆大学附属肿瘤医院老年肿瘤科发展历史

重庆大学附属肿瘤医院老年肿瘤科申请立项了国家级、省市级癌痛诊疗新技术、新项目，以及卫生适宜技术、临床研究、科研课题等多项项目，在重庆及周边川、云、黔地区牵头成立了中国肺癌防治联盟重庆分联盟、恶性肿瘤支持与姑息治疗联盟、难治性癌痛诊疗联合体，有近50家医院和科室加入，获中国抗癌协会癌症康复与姑息治疗专业委员会授予的难治性癌痛杰出示范基地，也是全国CPAI培训基地及全国肿瘤营养规范化治疗示范病房，并于2023年成功获批国家卫生健康委员会相关部门"县域医疗机构癌痛全程管理精准能力提升及临床营养人才培养创新路径"等项目。

重庆市是一座位于祖国西南地区的国家中心城市，长江、嘉陵江作为城市的母亲河，赋予了这座城市鲜活的生命力。重庆大学附属肿瘤医院坐落在美丽的嘉陵江畔，是重庆市唯一一所三级甲等肿瘤专科医院、国家区域癌症中心建设单位。医院里有着一个践行肿瘤舒适化、个体化诊疗的科室——老年肿瘤科，是我国西部地区最早的老年肿瘤专科，有国内首个老年肿瘤整建制医疗、教学、科研团队，兼具肿瘤科、老年科、癌痛中心、营养科、疼痛科等多重质量管理体系及技术岗位。在学科带头人余慧青的领导下，由一个医疗学组逐渐发展壮大，成为一个集临床、科研、教学为一体的研究型临床科室，创建了国内首个E-warm肿瘤创新综合诊治技术团队，为重庆市肿瘤学重点学科亚专科、重庆市临床重点专科、重庆市肿瘤医疗质量控制中心癌痛质控及临床营养质控牵头学科，重庆大学医学院博士后及硕士研究生招生单位，国家卫生健康委员会临床营养专家工作组核心成员单位、国家卫生健康委员会疼痛质量控制中心癌痛专业组核心成员单位、中国抗癌协会癌症康复与姑息治疗常委单位、中国肺癌联盟重庆分联盟副主席单位、中国抗癌协会癌痛整合治疗专委会及安宁疗护专委会副主任委员单位、重庆市中西医结合学会老年肿瘤专委会主任委员单位、重庆市医药生物技术协会癌症康复与姑息治疗专委会及肿瘤营养专委会主任委员单位、重庆市肿瘤质量控制中心参与核心学科、CPAI疼痛管理学院临床教育基地、国家卫生健康委员会能建中心癌痛全程管理精准能力提升培训基地、全国难治性癌痛杰出示范培训基地、国家卫生健康委员会医管所临床营养示范单位、全国肿瘤营养规范化治疗示范病房、全国CINV规范化管理示范病房。

本科室自2018年1月建立以来，先后经历了肿瘤姑息与疼痛科、姑息治疗科、缓和医疗科等名称更替，于2022年更名为老年肿瘤科，完成了华丽转身。目前兼具肿瘤科、疼痛中心、缓和医疗科、特需病房、营养科多重质量管理体系和技术岗位，有国内首个老年肿瘤科整建制临床团队，由肿瘤专科医师、疼痛专科医师、临床营养医师及肿瘤专科护士、疼痛专科护士、营养科护士长组成。

团队成员从最初的20余人已发展到40余医护技人员，有重庆英才创新创业领军人才、医院高层次人才、硕士生导师、青年拔尖人才等多人次，高级职称占比达30%，硕博占比达70%。团队专家荣获省市级、校级三八红旗手，金口碑医生及全国十大医学影响力专家等荣誉。科室与国内外著名医学机构建立了学术联系，承担重庆大学研究生教学，每年接收住培医师、进修医师、实习医师以及肿瘤专科护师、癌痛护师、营养师等数十人次（图5-1）。

科室开放床位80张，涵盖肿瘤诊疗病房、日间病房、无痛病房、无呕病房、营养病房、特需病房。开设肿瘤专科普通门诊和专家门诊、肿瘤营养及代谢专病门诊、癌痛专病门诊、营养门诊，以及MDT门诊、癌痛护理康复门诊、中西医结合营养门诊。

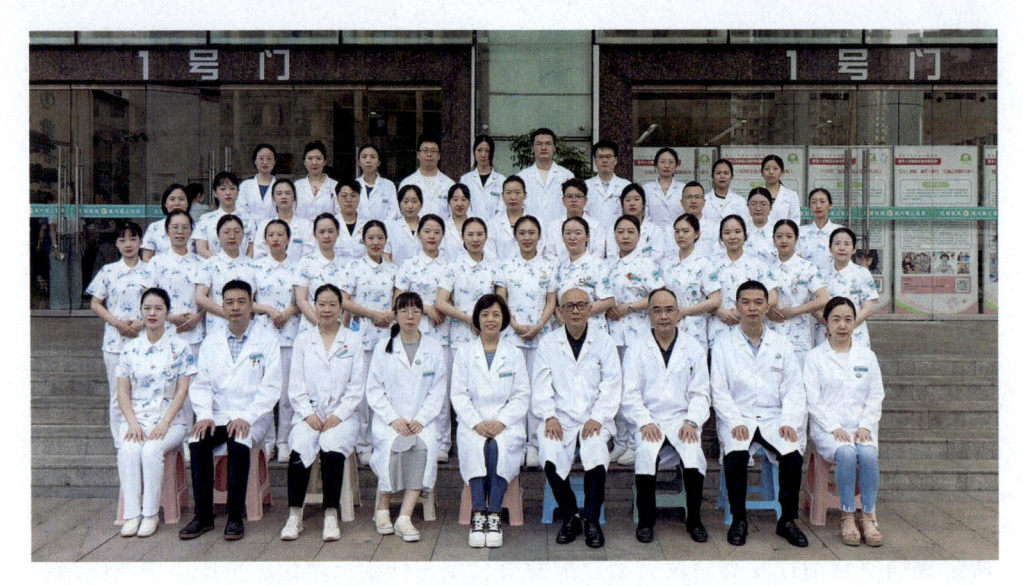

图 5-1　重庆大学附属肿瘤医院老年肿瘤科团队成员

5.2　重庆大学附属肿瘤医院老年肿瘤科特色技术

重庆大学附属肿瘤医院老年肿瘤科具有一支高水平医护团队，主要开展各种实体肿瘤尤其是老年肿瘤的诊断和综合治疗，包括化疗、分子靶向治疗和免疫治疗，此外还开展癌症胸腹水、骨与脑转移以及罕见肿瘤、有合并症的肿瘤等疑难病例的诊断和治疗，组织并参与了肿瘤医院消化道肿瘤、胸部肿瘤、头颈部肿瘤和泌尿系统肿瘤、癌痛及肿瘤营养等 MDT 协作组，熟练掌握并实施癌痛的规范化治疗、各种经皮精准穿刺技术等临床肿瘤学技术，同时在国内率先实施 PCA（PCSA、PCIA、IDDS 等）精准镇痛技术、居家镇痛技术、癌痛全程管理技术、肿瘤营养疗法、肿瘤代谢调节治疗和肠道微生态制剂临床应用技术、肺癌相关性咳嗽诊治、肿瘤代谢调节等新技术新项目，临床实践中遵循个体化治疗、跨学科综合协作和精准抗癌等先进治疗理念，受到广泛好评。

5.2.1　"E-warm"肿瘤创新综合诊疗技术

老年肿瘤科临床特色及优势突出。近年来，科室主任余慧青结合本科室特点，竭力探索肿瘤诊治的新模式，开展特色医疗技术，在全国首次创新性提出早期跨学科姑息治疗技术——"E-warm"肿瘤创新综合诊疗技术。该技术理论是以中国文化为基础、以患者为中心的"精准"治疗，是跨学科协作多模态，并具有中国特色的早期肿瘤整合治疗模式，在西南地区首创的"五全"诊疗体系。其中，E(early)

是指早期介入，w（whole）是指姑息治疗应贯穿肿瘤治疗全过程，为患者提供身心全方位的呵护；a（assessment）指评价患者的状况、整体需求；r（revaluation）指动态评估，根据临床反馈持续改善干预策略；m（management）指肿瘤治疗的多学科会诊。该技术治疗效果已经通过280例晚期非小细胞患者的临床研究中获得验证，很好地改善了患者的营养、心理、疼痛、咳嗽、乏力等症状及生活质量。研究成果发表于 American Journal of Hospice and Palliative Medicine、《中华医学杂志》等国内外著名医学杂志，同时已授权新型实用性专利2项，技术成果入选相关中国专家共识及医学专著。该技术水平在肿瘤相关领域处于重庆领先，国内一流。

目前，国内肿瘤患者姑息治疗的发展进程较国际先进水平还有差距，老年肿瘤科"E-warm"诊疗理论及关键技术是多学科、跨学科协作创新、具有中国特色的肿瘤早期姑息治疗模式，已经写入《肺癌姑息治疗中国专家共识》，并在国内得到大力推广和应用，填补了西南地区早期姑息治疗的空白，取得了较大社会效益。

5.2.2 癌痛全程管理精准诊治技术

老年肿瘤科的癌痛全程管理精准诊治技术具有鲜明特色，该技术涵盖癌痛全程管理及多个癌痛精准诊疗技术（如数字化疼痛管理技术，阿片药物口服、静脉、皮下快速滴定技术，药物轮替技术，PCIA、PCSA、IDDS，爆发痛诊治技术，难治性癌痛诊治技术，老年癌痛诊治技术等），针对不同年龄、不同阶段、不同类型癌痛患者实施规范化个体化诊治及全程管理，实现了患者从医院到居家的H-TO-H精准全程管理，惠及广大患者及其家属，减轻了社会及家庭负担，有良好的社会效益。

5.2.3 肿瘤患者康复全程管理人工智能创新技术

肿瘤患者康复全程管理人工智能创新技术（CCCNET），CCCNET创新技术为西南地区乃至全国领先，是基于阿里云服务器+微信公众号+硬件平台，以各种算法为核心，人工智能算法建模为依据，形成"一云五端"的场景，基于行为干预理论，通过优化协同联合学习，结合营养筛查，对肿瘤患者人群中需求进行干预的人群进行圈选，并使用"人工智能+人工干预"的方式，形成智能推荐网络技术，对患者的状态进行干预，并追踪其临床结局，为不同等级风险患者提供科学、及时、个性化康复管理服务，为全病程康复管理提供技术方法。健康效益方面，本创新技术促进了肿瘤患者生存风险识别、分析、应对和监控，降低了临床不良结局的发生率，缩短了住院日，减轻了个人、家庭和社会负担，提升了患者生活质量及延长生存期。

5.2.4　营养相关特色技术

肿瘤营养疗法是一种辅助治疗肿瘤的重要手段，主要是针对肿瘤患者在抗肿瘤治疗过程中出现的贫血、食欲缺乏、消化不良等问题进行调节，具有如下特点。①个性化：根据患者不同的肿瘤类型、治疗方法、身体状况、生活习惯和口感偏好等因素制订个性化的饮食方案。②改善体质：通过合理搭配食物，增加营养滋补、促进血液循环、加强免疫力，帮助患者改善体质。③减轻不适：对于因肿瘤治疗引起的食欲缺乏、口腔溃疡、恶心、呕吐等不适症状，肿瘤营养疗法可以帮助患者缓解疼痛，减轻不适。④防治营养不良：肿瘤治疗期间，由于化疗、放疗等治疗手段不可避免地出现不良反应，会影响患者的食欲和营养吸收，肿瘤营养疗法的主要目的也是针对这方面的问题进行解决，避免治疗期间发生营养不良的情况。

总之，肿瘤营养疗法可以帮助患者增加身体的抵抗力和免疫力，缓解治疗期间的不适症状，提高治疗效果，促进身体康复和治愈。

5.2.5　肿瘤营养 PG-SGA 评估技术

PG-SGA 评估技术是专门为肿瘤患者设计的营养状况评估方法。能够综合全面评估患者的营养状况，PG-SGA 评估技术具有个性化、全面、简便、准确、适用范围广，可以用来评估肿瘤、营养不良、消化系统疾病、手术、感染、烧伤等多种疾病患者的营养状况，指导设计个性化的营养治疗方案，提高治疗效果。

5.2.6　加速康复外科全程营养管理技术

加速康复外科全程营养管理技术是一种全新的外科术后营养诊疗模式，其特色和优势如下：省时省费、精准治疗，针对患者营养状况，制订精准并全程营养管理计划，提高手术成功率和治疗效果，减轻患者的痛苦感，提高患者的生活质量。

5.2.7　肿瘤代谢调节治疗技术

本院老年肿瘤科的肿瘤代谢调节治疗技术为国内一流，重庆领先，其应用第三代微生态制剂后生素（乳酸菌代谢物质及高浓缩复合乳酸菌等）进行肿瘤代谢调节治疗，具有以下特色和优势。①肿瘤患者常出现微生态失调，后生素可以调整肠道菌群，促进肠道健康，增强机体免疫力，减轻化疗不良反应。②后生素可以调节肠道菌群的构成和代谢产物，抑制肿瘤生长、迁移。③后生素可以有效促进肠道对抗氧化物质的吸收和代谢，抑制肿瘤细胞的氧化损伤。④后生素可以减轻肿瘤患者的肠道炎症和便秘等问题，提高患者的生活质量。

后生素在肿瘤代谢调节治疗技术中具有独特的作用和优势，可以作为肿瘤治疗的一种辅助手段，在肿瘤患者分子靶向疗及生物免疫治疗期间发挥作用，科室RCT临床研究已发表在国际权威医学杂志 *Frontier Oncology*（肿瘤学前沿）。

5.2.8 个性化肠内营养治疗技术

肿瘤患者营养不良的发生率很高，营养不良导致患者对手术、放疗和化疗的耐受性下降，直接影响到抗肿瘤治疗的效果及患者的预后。如果长期应用肠外营养支持，可导致胃肠道结构与功能衰竭，肠内营养有利于维持人体的正常生理，防止肠道黏膜萎缩，保护肠黏膜屏障功能及防止菌群移位等。

1. 肠内营养适应证

①吞咽和咀嚼困难，经口进食、摄入不足或有摄食禁忌者。②意识障碍或昏迷、无进食能力者。③超高代谢，如严重烧伤、创伤、化脓感染、多发性骨折等蛋白质大量丢失者。④胃肠道疾病，如短肠综合征、胃肠道瘘、炎性肠道疾病、神经性厌食或胃瘫痪的患者，多与肠外营养结合应用，或逐渐由肠外营养到肠内营养进行过渡。⑤手术前后营养不良者，如结直肠手术前，用无渣肠内营养制剂可降低菌群失调和感染。⑥肿瘤化疗、放疗的营养支持辅助治疗等。

2. 个体化膳食指导技术

老年肿瘤科个体化膳食指导技术具有以下特色和优势。①个性化：可以根据每个患者的身体特点、健康状况、饮食习惯和个人口味制订适合的膳食计划。②关注全面：关注整个膳食和生活方式，而不仅是营养素。③细致：可以考虑个体的细节，如食物喜好、饮食空缺、营养素不足和许多其他因素。④实用性：提供可行的建议和方案，使患者可以在现实生活中实施。⑤增强健康：有助于提高患者的饮食和生活方式质量，从而促进身体健康，并有助于预防和治疗许多慢性病。

5.2.9 肠内营养技术在胃肠镜术前肠道准备中的应用

肠内营养在胃肠镜术前肠道准备中的应用指采用"增强恢复外科治疗"方案进行胃肠镜手术前的肠道准备。通过一系列措施降低手术后肠道相关并发症的风险，提高手术成功率和患者恢复速度。肠内营养在胃肠镜术前肠道准备中的应用需要患者与医生密切配合，共同制订合适的营养和肠道准备计划。

生物电阻测量法是一种通过向人体施加交流电以测量生物阻抗，进而分析人体组成及评估健康状况的低成本、非侵入式的体脂测量技术，具有便宜、方便、无创伤、可每日重复等优点，便于持续评价。

5.3 老年肿瘤科学术成果

本院老年肿瘤科在做好肿瘤患者规范化诊治的基础上，发展学科特色，在癌痛和肿瘤营养方面取得了可喜的成绩，成功入选全国 CPAI 疼痛管理学院临床教育基地、全国难治性癌痛杰出示范培训基地、全国肿瘤营养规范化治疗示范病房、全国 CINV 规范化管理示范病房。并于 2023 年经过层层选拔，成功入选国家卫生健康委员会能力建设和继续教育中心的癌痛全程管理精准能力提升培训基地、国家卫生健康委员会医院管理研究所的临床营养科建设示范单位。为进一步将本特色技术传播给更多的医务工作者，惠及广大患者，科室近两年来申请国家级 2 项、市级 9 项、院级 16 项，并举办国家级会议 7 场、省市级会议 18 场、癌痛及肿瘤营养比赛 12 场。相继成为重庆大学医学院、重庆医科大学、重庆医药高等专科学校及重庆三峡医药高等专科学校的实习基地，每年接收全国各地实习医生、进修医生、住院规范化培训医生等数十人次。

近 3 年，团队总结临床经验，凝聚科研成果，团队申请到立项科研课题 24 项，结题 10 项，其中包含国家自然科学基金、重庆自然科学基金、重庆市科技局、重庆市卫生健康委员会等科研项目、适宜技术等。在国内外知名杂志发表高质量论文 80 余篇，相关研究成果已在 *Sensors and Actuators B-Chemical*、*Clinical Nutrition*、*Molecular Nutrition and Food research*、*FEBS Journal*、*Frontiers in Immunology*、*Cell Biology International*、*Frontiers in Oncology* 等 SCI 期刊上发表影响因子累计超近 90，最高达 12.4。主编参编医学专著、科普专著、医学专家共识及指南 20 余部。科室申请专利 9 项，其中发明专利 3 项，实用新型专利 4 项，外观专利 2 项。

余慧青教授带领团队在国内首创"E-warm"肿瘤创新综合诊疗技术，研究成果获得重庆市科协岗位创新争先行动一等奖，并在国际著名学术会议 ASCO、ECMO、ELCC、ASPEN、ESPEN、EACR、SIO、KSMO 等进行口头报告 9 项及壁报交流 80 余项，向世界发出中国好声音、重庆好声音、重庆肿瘤医院好声音。

参考文献

[1] 王昆, 邵月娟, 金毅, 等.患者自控镇痛治疗癌痛专家共识[J].中国肿瘤临床, 2023, 50(15): 757-763.

[2] 顾婕, 钱火红, 任凭, 等.2021年美国输液护理学会《输液治疗实践标准》中血管通路装置的置入与维护解读[J].护理研究, 2023, 37(3): 377-381.

[3] 金玉龙, 吴密璐, 张宁, 等.静脉和皮下自控镇痛在难治性癌痛中的治疗进展[J].当代医学, 2021, 27(10): 191-194.

[4] 姚媛淑, 杜苗, 蒋颖.家庭照顾者参与癌症患者疼痛管理的作用及障碍因素的综述[J].解放军护理杂志, 2021, 38(2): 82-85.

[5] 于恺英, 于世英, 巴一, 等.中国肿瘤支持治疗关键临床技术的发展与进步[J].中国肿瘤临床, 2020, 47(5): 222-226.

[6] 董思喆, 周璐, 秦艳娥.癌痛多模式镇痛治疗下构建临床药师多维工作模式及临床实践[J].中国药事, 2023, 37(3): 351-358.

[7] 王骁, 陈丽, 刘广杰, 等.骨转移癌疼痛的治疗进展[J].中国全科医学, 2020, 23(12): 1571-1575.

[8] 苏翔宇, 高潺潺, 侍方方, 等.阿片类药物治疗中重度癌痛病人的营养状况及影响因素分析[J].肠外与肠内营养, 2019, 26(5): 261-265.

[9] 李燕, 莫伟, 葛静萍.抗凝剂皮下注射护理规范专家共识[J].介入放射学杂志, 2019, 28(8): 709-716.

[10] 王昆.癌性爆发痛专家共识（2019年版）[J].中国肿瘤临床, 2019, 46(6): 267-271.

[11] 国家卫生健康委员会.癌痛诊疗规范（2018年版）[J].临床肿瘤学杂志, 2018, 23(10): 937-944.

[12] 余慧青, 冯道春, 田玲, 等.硬膜外注射与鞘内注射吗啡治疗老年晚期癌症

重度癌痛的临床疗效及对生活质量评分的影响[J].中国老年学杂志, 2017, 37(24): 6122-6125.

[13] 豆丽园, 蒋秋玲, 申文佳, 等.晚期肺癌患者疼痛危象发生现状及影响因素研究[J].中华护理杂志, 2024, 59(11): 1353-1359.

[14] 王昆, 金毅.难治性癌痛专家共识（2017年版）[J].中国肿瘤临床, 2017, 44(16): 787-793.

[15] 吴海珍, 王晶晶, 蔡佩萱, 等.2021版《输液治疗实践标准》主要更新要点解读[J].中国乡村医药, 2024, 31(15): 4-6.

[16] 中国临床肿瘤学会肿瘤支持与康复治疗专家委员会, 中国抗癌协会肿瘤放射治疗专业委员会, 重庆市医药生物技术协会癌症康复与姑息治疗专业委员会.肺癌姑息治疗中国专家共识[J].中华医学杂志, 2022, 102(27): 2084-2095.

[17] 余慧青.癌症痛皮下自控镇痛经典病例演示实录——E-Warm创新系列[M].重庆：重庆大学出版社, 2023: 265-288.

[18] 刘小立, 宛春甫, 马柯, 等.皮下持续输注癌痛治疗中国专家共识（2020版）[J].中华疼痛学杂志, 2020, 16(2): 85-91.

[19] 陈梦婷, 余慧娟, 杨列军, 等, 基于WARM模型的早期跨学科姑息疗法对非小细胞肺癌的疗效评价[J].中华医学杂志.2021, 101(45): 3736-3741.

[20] 郁燕, 陈小红, 马根山, 等.癌痛管控平台在居家癌痛患者远程镇痛管理中的应用[J].中华疼痛学杂志, 2022, 18(5): 651-655.

[21] 田玲, 余慧青, 龚娟.肺癌骨转移胸背痛1例[J].中国疼痛医学杂志, 2020, 26(8): 639-640.

[22] 郑荣寿, 陈茹, 韩冰峰, 等.2022年中国恶性肿瘤流行情况分析[J].中华肿瘤杂志, 2024, 46(3): 221-231.

[23] ALINEJADFARD M, FIROUZABADI R S, MOHAMMADI I, et al. Efficacy and safety of hydromorphone for cancer pain: a systematic review and meta-analysis[J].BMC Anesthesiology, 2024, 24(1): 283.

[24] SWARM R A, PAICE J A, ANGHELESCU D L, et al. Adult Cancer Pain, Version 3.2019, NCCN Clinical Practice Guidelines in Oncology[J]. J Natl Compr Canc Netw, 2019, 17(8): 977-1007.

[25] BRAY F, LAVERSANNE M, SUNG H, et al.Global cancer statistics 2022: GLOBOCAN estimates of incidence and mortality worldwide for 36 cancers in 185 countries[J].CA Cancer J Clin, 2024, 74(3): 229-263.

[26] MORYL N, MENDOZA TR, HORN S D, et al.Should we use COMM (Current

Opioid Misuse Measure) to screen for opioid abuse in patients with cancer pain?[J].J Natl Compr Canc Netw, 2023, 21(11): 1132-1140.

[27] PAICE J A, BOHLKE K, BARTON D, et al. Use of opioids for adults with pain from cancer or cancer treatment: ASCO guideline[J].J Clin Oncol, 2023, 41(4): 914-930.

[28] TONGMEI Z. Immune checkpoint inhibitors in extensive-stage small cell lung cancer[J].J Nat Cancer Center, 2022, 2(3): 130-131.

[29] THAI A A, SOLOMON B J, SEQUIST L V, et al. Lung cancer[J].Lancet (London, England), 2021, 398(10299): 535-554.

[30] JEAN M, BREFFNI H, CAMILLA Z.Models of integration of specialized palliative care with oncology[J].Curr Treat Options Oncol, 2021, 22(5): 44.

[31] KARIN R, BEAT T, CORINNE S, et al.Quality of life and pain in patients with metastatic bone disease from solid tumors treated with bone-targeted agents— a real-world cross-sectional study from Switzerland (SAKK 95/16)[J].BMC Cancer, 2021, 21(1): 182.

[32] SUNG H, FERLAY J, SIEGEL R L, et al.Global cancer statistics 2020: GLOBOCAN estimates of incidence and mortality worldwide for 36 cancers in 185 countries[J].CA Cancer J Clin, 2021, 71(3): 209-249.

[33] WU S, PAN Y, MAO Y, et al.Current progress and mechanisms of bone metastasis in lung cancer: a narrative review[J].Transl Lung Cancer Res, 2021, 10(1): 439-451.

[34] KO J, WINSLOW M M, SAGE J.Mechanisms of small cell lung cancer metastasis[J].EMBO Mol Med, 2020, 13(1): 13122.

[35] TRIPP D A, MIHAJLOVIC V, FRETZ K, et al.Quality of life, depression, and psychosocial mechanisms of suicide risk in prostate cancer[J].Can Urol Assoc J, 2020, 14(10): 487-492.

[36] AYMAN S, MARCOS L D, SARAH A, et al.Hematopoietic Cell Transplantation, Version 2.2020, NCCN Clinical Practice Guidelines in Oncology[J].J Natl Compr Cancer Netw, 2020, 18(5): 599-634.

[37] DAI J, DING Z, ZHANG J, et al.Minocycline relieves depressive-like behaviors in rats with bone cancer pain by inhibiting microglia activation in hippocampus[J]. Anesth Analg, 2019, 129(6): 1733-1741.

[38] WAN C F, MENG Q Z, WANG Y W, et al. Patient-controlled subcutaneous

analgesia using sufentainil or morphine in home care treatment in patients with stage Ⅲ-Ⅳ cancer: a multi-center randomized controlled clinical trial[J]. Cancer Med, 2020, 9(15): 5345-5352.

[39] WEHRFRITZ A, IHMSEN H, FUCHTE T, et al. Postoperative pain therapy with hydromorphone; comparison of patient-controlled analgesia with target-controlled infusion and standard patient-controlled analgesia: a randomised controlled trial[J]. Eur J Anaesthesiol, 2020, 37(12): 1168-1175.

[40] DE LA ROSA J S, BRADY B R, IBRAHIM M M, et al. Co-occurrence of chronic pain and anxiety/depression symptoms in U.S. adults: prevalence, functional impacts, and opportunities[J]. Pain, 2024, 165(3): 666-673.

[41] HAN B, ZHENG R, ZENG H, et al.Cancer incidence and mortality in China, 2022[J].J Natl Cancer Center, 2024, 4(1): 47-53.

[42] XIAO X, SUN J, ZHANG D, et al.Patient-controlled subcutaneous analgesia with hydromorphone versus oral oxycontin for opioid titration of cancer pain: a prospective multicenter randomized trial[J].J Pain Res, 2024, 17: 1441-1451.

[43] LI Y, MA J, LU G, et al.Hydromorphone for cancer pain[J].Cochrane Database Syst Rev, 2021, 8(8): 11108.

[44] BARNATO A E, KHAYAL I S.The power of specialty palliative care: moving towards a systems perspective[J].Lancet Haematol, 2021, 8(5): 376-381.

[45] GRAZIA M F, ALESSIO S, MICHELE S, et al.Large cell neuro-endocrine carcinoma of the lung: current treatment options and potential future opportunities[J].Front Oncol, 2021, 11: 650293.

[46] JEAN M, BREFFNI H, CAMILLA Z.Models of integration of specialized palliative care with oncology[J].Curr Treat Options Oncol, 2021, 22(5): 44.

[47] CHEN Y K, BODEN K A, SCHREIBER K L. The role of regional anaesthesia and multimodal analgesia in the prevention of chronic postoperative pain: a narrative review[J].Anaesthesia, 2021, 76(S1): 8-17.

[48] RASLAN A M, BEN-HAIM S, FALOWSKI S M, et al.Congress of neurological surgeons systematic review and evidence-based guideline on neuroablative procedures for patients with cancer pain[J].Neurosurgery, 2021, 88(3): 437-442.

[49] MIRANDA-SILVA W, GOMES-SILVA W, ZADIK Y, et al.MASCC/ISOO clinical practice guidelines for the management of mucositis: sub-analysis of current interventions for the management of oral mucositis in pediatric cancer

patients[J]. Support Care Cancer, 2021, 29(7): 3539-3562.

[50] LI L, JIANG X F, SUN L J, et al.Computed tomography-guided argon-helium cryoablation for sacrum chordoma[J].Medicine(Baltimore), 2020, 99(42): 22604.

[51] DUARTE R V, SALE A, DESAI P, et al.The unmet need for intrathecal drug delivery pumps for the treatment of cancer pain in england: an assessment of the hospital episode statistics database[J].Neuromodulation, 2020, 23(7): 1029-1033.

[52] JACQUI F, RHYS H, JEMMA S.The prevalence of patient-reported dysphagia and oral complications in cancer patients[J]. Support Care Cancer, 2020, 28(3): 1141-1150.

[53] CARACENI A, SHKODRA M. Cancer pain assessment and classification[J]. Cancers, 2019, 11(4): 510.

[54] LIU Y, YANG L, TAO S J.Effects of hydromorphone and morphine intravenous analgesia on plasma motilin and postoperative nausea and vomiting in patients undergoing total hysterectomy[J].Eur Rev Med Pharmacol Sci, 2018, 22(17): 5697-5703.

[55] CARACENI A, HANKS G, KAASA S, et al.Use of opioid analgesics in the treatment of cancer pain: evidence-based recommendations from the EAPC[J]. Lancet Oncol, 2012, 13(2): 58-68.

[56] MO J, VICKERSTAFF V, MINTON O, et al. How effective is virtual reality technology in palliative care? A systematic review and meta-analysis[J]. Palliat Med, 2022, 36(7): 1047-1058.

[57] SIEGEL L R, GIAQUINTO N A, JEMAL A. Cancer statistics, 2024[J].CA Cancer J Clin, 2024, 74(1): 12-49.

[58] LIN R, ZHU J, LUO Y, et al.Intravenous patient-controlled analgesia versus oral opioid to maintain analgesia for severe cancer pain: a randomized phase Ⅱ trial[J].J Natl Compr Canc Netw, 2022, 20(9): 1013-1021.